Dr. med. Klaus Mohr

Dr. Mathias Oldhaver

Curcumin
in der
naturheilkundlichen Praxis

STUDIENLAGE – EINSATZMÖGLICHKEITEN – BIOVERFÜGBARKEIT

Inhaltsverzeichnis:

»Dans les petits sacs sont les bonnes épices.«

(In den kleinen Säcken sind die besten Gewürze.)

Französisches Sprichwort

Seriöse Erkenntnisse sprechen dafür: Mit Curcumin können wir – im Verbund mit einer überschaubaren Reihe bewährter Naturstoffe sowie einer gesunden Ernährung und ausreichend Bewegung – die Gesundheit stärken und uns effektiver vor häufigen Krankheiten (wie chronischen Entzündungen, häufigen Krebserkrankungen oder Demenz) schützen. Und sogar – falls die Primärprävention dieser Krankheiten nicht möglich war oder versäumt wurde – zur integrativen Therapie beitragen.

Dieses Buch stellt die wichtigsten aktuellen Erkenntnisse der Curcumin-forschung vor und gibt dem Therapeuten und dem gesundheitsbewussten Laien Hinweise, in welchen Bereichen der Einsatz von Curcumin sinnvoll sein könnte. Für jede – auch adjuvante – Therapie sollte aber im Einzelfall stets die Kompatibilität (Verträglichkeit) mit allen anderen Heilverfahren geprüft werden.

Wir selbst haben uns für eine tägliche Aufnahme von Curcumin ent-schieden und fühlen uns damit schon seit vielen Jahren wohl. Allerdings wenden wir Curcumin nicht allein an, sondern im Verbund mit sämtlichen Komponenten eines Basisprogramms für längere Gesundheit.

Dr. med. Klaus Mohr
Dr. Mathias Oldhaver

Curcumin: alte Heilpflanze mit großem Potenzial

Die beste Therapie von Krankheiten ist wohl die: das Entstehen von Krankheiten bestmöglich zu verhindern. Von der modernen Medizin wird diese Vorgehensweise als Primärprävention bezeichnet – und kritisch betrachtet. Zumal die essenziellen Wirkstoffe für die Gesundheit aus dem Pflanzenreich, also aus der Natur kommen und nicht der modernen Medizin zu verdanken sind.

Primärprävention kann durch das Verbinden von altem mit neuem Wissen wirksamer werden, kann ein gesundes Leben möglich machen. Bestmögliche Primärprävention kann – wissenschaftlich korrekt formuliert – das Risiko allfälliger, häufiger Krankheiten deutlich reduzieren. Aber nicht auf null bringen. Ein Nullrisiko – oder hundertprozentiger Behandlungserfolg – kann mit keinem Mittel, keiner Maßnahme, keinem Apparat, keiner Studie erwirkt und garantiert werden. Weder mit natürlichen noch mit künstlichen Mitteln.

Es gibt jedoch Pflanzenstoffe, die seit Langem bewährt und relativ sicher sind – und auch wissenschaftlichen Überprüfungen standhalten können. Ein derartiger Pflanzenstoff ist das Curcumin aus den Rhizomen (Wurzelstock) der Kurkumapflanze. Aber auch da ist die bewusste und sorgfältige Anwendung wichtig.

Die längste Erfahrung mit diesem Stoff hat die ayurvedische Medizin. Die frühesten ayurvedischen Schriften entstanden vor über 3000 Jahren. Damals verfügten indische Ärzte schon über erstaunliche Kenntnisse der Anatomie und Physiologie und wendeten bestimmte Pflanzenarten (Heilpflanzen) zur Therapie von Krankheiten an. Wichtiger noch war ihnen wohl die Stärkung der Gesundheit. Für beides war ihnen der Gebrauch von Curcuma (Stammpflanze: Curcuma longa, ‚gelber Ingwer‘) wichtig.

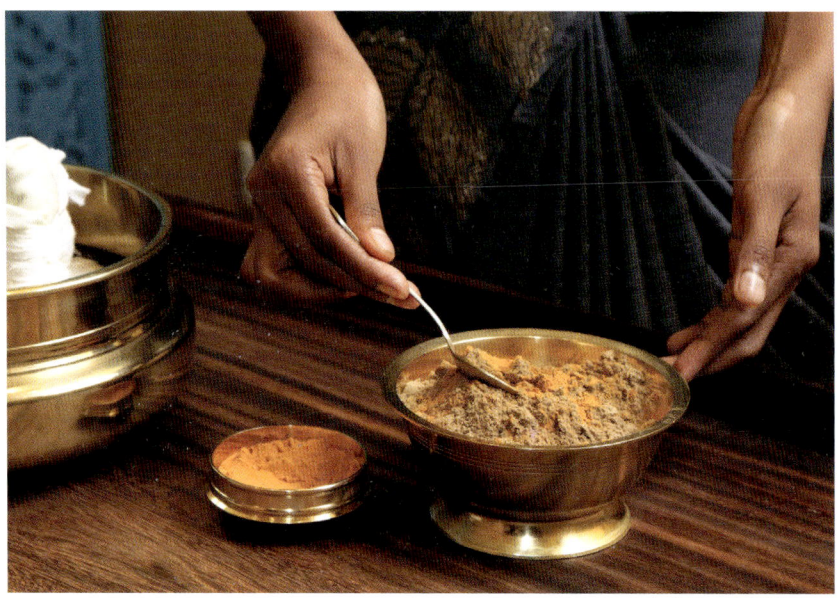

Zwar gelangte Kurkuma bereits im 13. Jahrhundert durch arabische Händler nach Europa, ihre medizinische Bedeutung haben amerikanische und europäische Wissenschaftler jedoch erst in den letzten 30 Jahren wahrgenommen. Angeregt wurde die hiesige Wissenschaft von seriösen Hinweisen auf die krebshemmende und nervenzellschützende Wirkung des Curcumins. Daraufhin entstand innerhalb weniger Jahre eine große Zahl (über 6000) wissenschaftlicher Untersuchungen, Studien und Publikationen zu diesem Wirkstoff.

Alte ayurvedische Schriften berichten schon über Kurkuma. Gewiss sind das wichtige Wirkungen, die man aber auch bei einigen anderen Pflanzenarten und ihren Wirkstoffen finden kann. Was zeichnet also die Kurkumapflanze bzw. das Curcumin besonders aus? Wie ist es zu erklären, dass ein besonderer und bewährter Wirkstoff sowohl vor Krebs als auch vor Demenz schützen könnte? Ausgerechnet vor den häufigen und gefürchteten Krankheiten unserer Zivilisation?

Wahrscheinlich kann Curcumin den Organismus des Menschen vor ungünstiger Oxidation und daraus resultierender Schädigung von Zellstrukturen schützen, entzündungshemmend und nebenbei auch antiseptisch (gegen Infektionen) wirken.

Diese Wirkungen beruhen auf vielfältigen Interaktionen des Curcumins mit Botenstoffen und Funktionen in unserem Organismus, in unseren Zellen. Intuitiv und empirisch wird daher die Kurkumapflanze in den Ursprungsländern seit Jahrtausenden angewendet. Daher kann sie, auch im Hinblick auf eventuelle ungünstige Nebenwirkungen, wohl als relativ sicher gelten.

Weil Curcumin als Hauptwirkstoff der Kurkumapflanze offensichtlich zum Schutz vor häufigen Zivilisationskrankheiten, zur Neuroprotektion und zur Hemmung von Krebszellen beitragen kann, werden die biologischen und molekularen Wirkungen intensiv erforscht. Zwar gibt es noch nicht die ganz großen Studien, mit denen die Wirkung von Curcumin umfassend belegt werden kann. Dass aber die medizinische Wissenschaft unserer Zeit sich in über 6000 Studien und Publikationen mit dem Curcumin, einem Naturstoff, befasst, ist durchaus bemerkenswert. In einigen wissenschaftlichen Studien wurde geklärt, wie Curcumin vor dem Entstehen und Wachsen von Krebs sowie vor Demenz schützen kann. Oberflächlich betrachtet sind das Krankheiten von ganz unterschiedlicher Art, die scheinbar nichts miteinander zu tun haben. Mindestens eine Gemeinsamkeit besteht aber. An der Entstehung von Krebs wie von Demenz (vom Alzheimertyp) sind chronische Entzündungen beteiligt. Eine weitere Gemeinsamkeit ist: Nach einer mehr oder weniger langen Prodromalphase mit relativ geringen Symptomen nimmt der Schweregrad dieser Krankheiten immer mehr – und vom betroffenen Organismus kaum noch aufzuhalten – zu.

Wie eine gefährliche Lawine am Berg aus ein wenig rutschendem Schnee oder bröckelndem Gestein entsteht und zerstörerisch wird, so entstehen auch diese Krankheiten aus kleinsten Anfängen: aus molekularen Unfällen in den Körperzellen. Die meisten derartigen Mikroschäden können unbemerkt vom Organismus selbst repariert werden, aber nicht alle.

Wenn der Schaden bleibt, breitet er sich aus, bis der Krankheitsprozess unumkehrbar, die Krankheit unheilbar wird. Geeignete Pflanzenstoffe können bei der Reparatur von Zellschäden helfen und – falls das versäumt wurde – sogar helfen, die weitere Krankheitsausbreitung einzudämmen. Je früher, desto besser.

Die heute noch lebenden Pflanzenarten haben ein inneres Wissen zur Zellreparatur, das weitaus älter und bewährter ist als der Organismus und das äußere Wissen des Menschen. Primär dient dieses innere Wissen der Pflanze selbst – und ihrer Art. Daher muss keineswegs jede Pflanzenart und jeder Pflanzenstoff auch dem Menschen zuträglich sein. Manche davon können im Organismus des Menschen ungünstig und sogar sehr giftig wirken. Unsere Vorfahren, auch in anderen Kulturen, die sich überwiegend vegetarisch ernährten, lernten schon früh, zwischen Nahrungs- und Giftpflanzen zu unterscheiden. Zudem fanden sie von Generation zu Generation immer deutlicher heraus, dass einige Nahrungs- bzw.

Gewürzpflanzen sich günstig auf ihre Gesundheit auswirkten. So waren die günstigen Wirkungen der Kurkumapflanze schon lange bekannt. Im Ayurveda (Wissen vom Leben) leistet Curcuma einen wichtigen Beitrag zum Schutz und zur Stärkung der Gesundheit, aber auch zur Linderung und Behandlung etlicher Krankheiten.

Heute sind wir in der Lage, bewährte Wirkstoffe sorgfältig wissenschaftlich zu prüfen, um die am besten geeigneten davon sorgfältig anzuwenden. Angesichts der Flut chronisch verlaufender, oft zur Invalidität führenden Zivilisationskrankheiten ist der Schutz der Gesundheit mithilfe geeigneter Pflanzenarten eine sehr sinnvolle Maßnahme. Oftmals werden diese Pflanzenstoffe auch komplementär (ergänzend) zur konventionellen Therapie eingesetzt. Prinzipiell sollten jedoch nie verordnete, indizierte Mittel und Maßnahmen abgesetzt werden. Das Einbeziehen bewährter Pflanzenstoffe dient primär der Gesundheit.

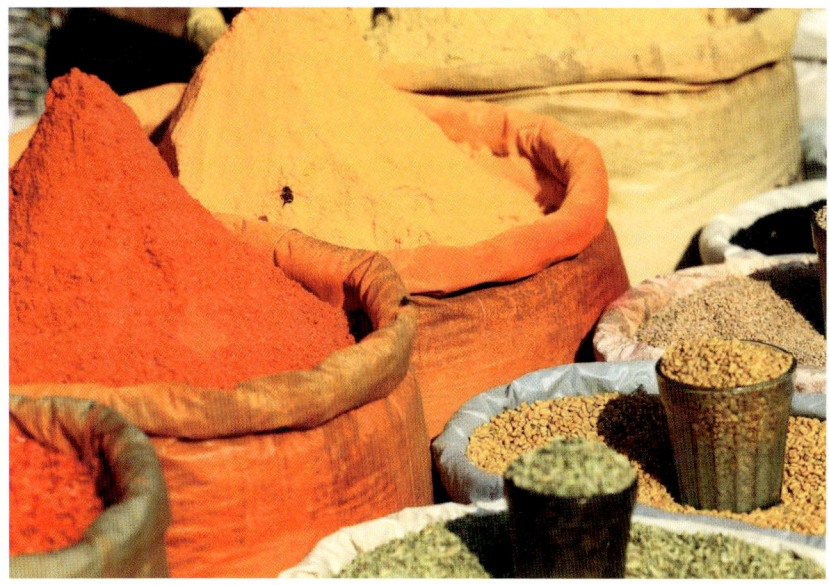

Kurkuma – Kurzporträt

Kurkuma (Curcuma longa), auch Gelber Ingwer oder Gelbwurz, aus der Familie der Ingwergewächse ist in Indien und Südostasien heimisch. Das aus dem Wurzelstock der Pflanze gewonnene Curcumin wird u.a. für die Herstellung des Curry-Pulvers und als natürlicher Farbstoff verwendet. In der traditionellen Medizin Indonesiens und Indiens (Ayurveda) wird Kurkuma bereits seit mehreren Tausend Jahren als Mittel gegen eine Vielzahl von Krankheiten und zur Stärkung des Immunsystems eingesetzt. Hierfür relevante Inhaltsstoffe sind die polyphenolischen Bestandteile, insbesondere Curcumin, Demethoxycurcumin und Bisdemethoxycurcumin und rund 90 weitere Curcuminoide und Tetrahydrocurcuminoide. Zu ihnen gibt es mittlerweile über 6000 wissenschaftliche Studien zur gesundheitsfördernden Wirkung. Zugeschrieben werden Curcumin vor allem gallentreibende, antioxidative, antiseptische, schmerzlindernde, antiproliferative, zytotoxische, antitumorale, immunmodulierende und insbesondere antiinflammatorische Eigenschaften.

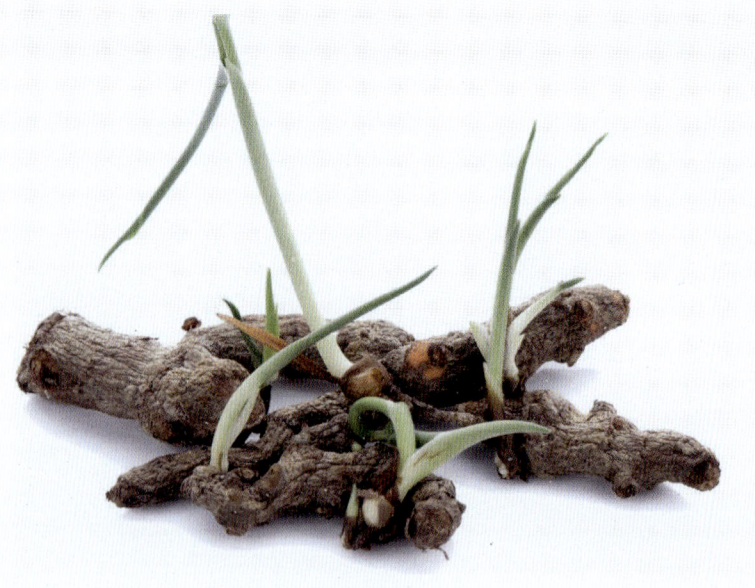

Wirkmechanismen von Curcumin

Der wichtigste und biologisch aktivste Bestandteil der sekundären Pflanzenstoffe der Curcuminoide ist das Curcumin (Maheshwari 2005; Prasad 2014). Dieses ungiftige, orange-gelbe kristalline Pulver mit lipophilen Eigenschaften ist chemisch gesehen ein niedermolekulares Polyphenol mit der Formel $C_{21}H_{20}O_6$.

Eine Vielzahl von Studien – allein seit 2010 sind es über 3000! – hat gezeigt, dass Curcumin ein hochpleiotropes Molekül ist, also die unterschiedlichsten Wirkungen hat. Zugeschrieben werden Curcumin vor allem gallentreibende, antioxidative, antiseptische, schmerzlindernde, antithrombotische, antiproliferative, zytotoxische, antitumorale, immunmodulierende und insbesondere antiinflammatorische Eigenschaften (Kunwar 2016). Selbst antivirale Eigenschaften konnten Curcumin bereits nachgewiesen werden. So fanden Wissenschaftler der Michigan State University heraus, dass bereits niedrige Dosen Curcumin die Vermehrung von Herpes-simplex-Viren hemmen (Kutluay 2008). Vor dem Hintergrund der vielfältigen Einsatzmöglichkeiten wird Curcumin von amerikanischen Wissenschaftlern auch bereits als „Curecumin" bezeichnet (Goel 2007). Die drei Basiswirkungen – antioxidativ, antiinflammatorisch und antikanzerogen – sollen im Folgenden näher skizziert werden.

Biologische Eigenschaften von Curcumin

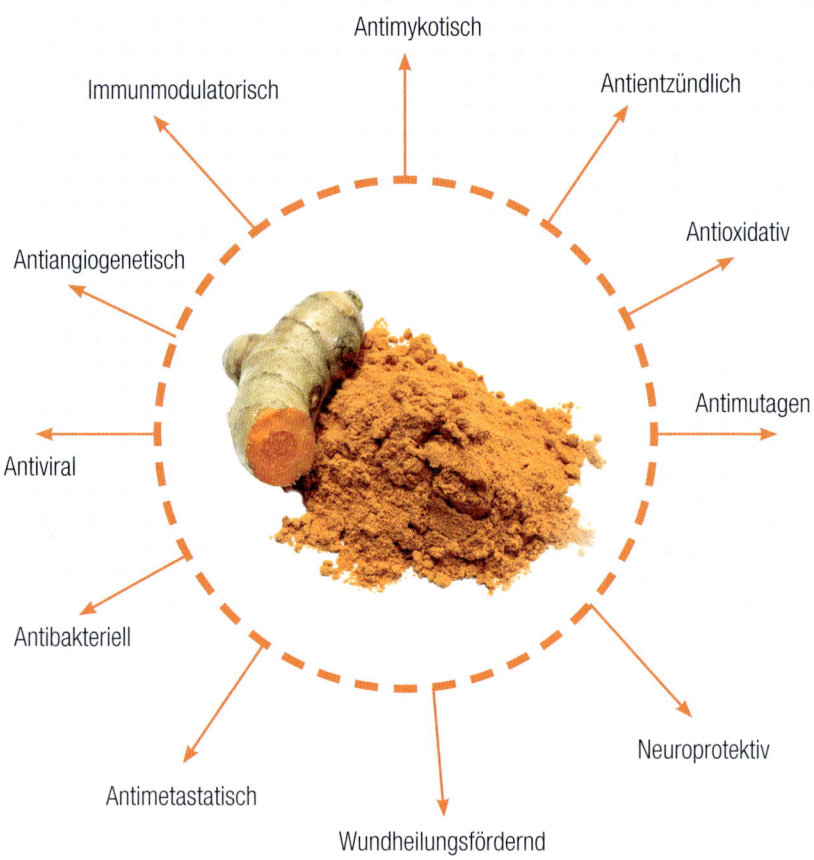

Antimykotisch

Immunmodulatorisch

Antientzündlich

Antiangiogenetisch

Antioxidativ

Antimutagen

Antiviral

Antibakteriell

Neuroprotektiv

Antimetastatisch

Wundheilungsfördernd

Abb. 1: n. Maheshwari 2005

Basis für diese biologischen Eigenschaften des Curcumins sind die zahlreichen molekularen Ziele dieses hochpleiotropen Moleküls. Abbildung 2

zeigt, dass Curcumin eine Vielzahl von Rezeptoren, Genexpressionen, Wachstumsfaktoren, Transkriptionsfaktoren, Enzymen, Kinasen, entzündlichen Zytokinen und viele weitere Moleküle adressiert. Dies erklärt die zahlreichen positiven Wirkungen auf die menschliche Gesundheit.

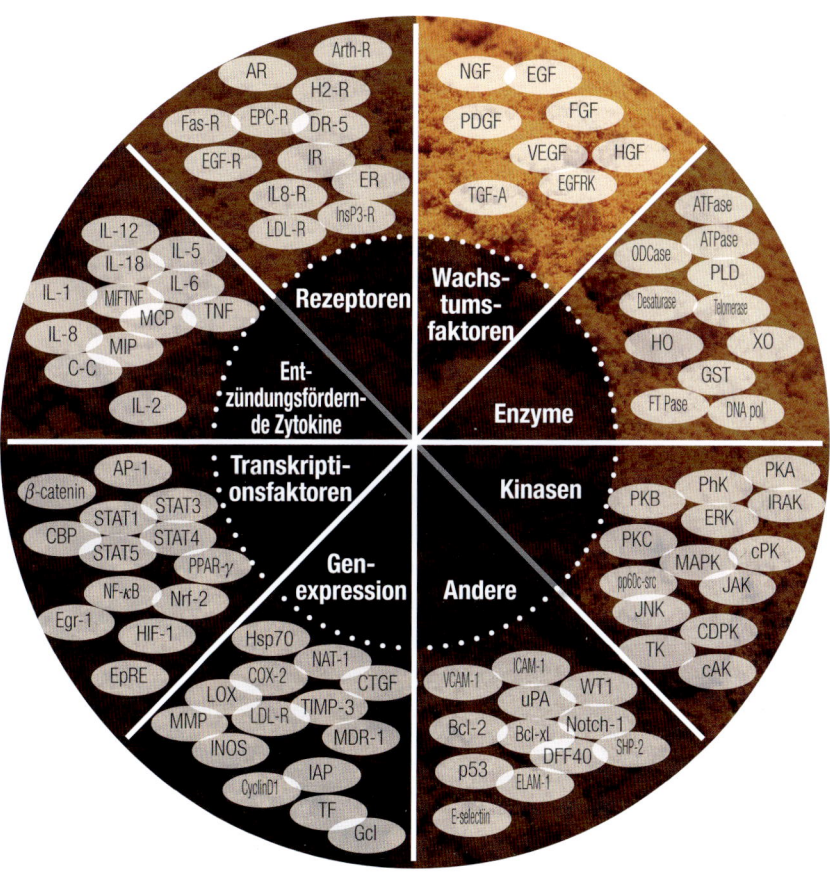

Abb. 2: Molekulare Ziele von Curcumin, nach Aggarwal 2007

Schützend vor schädlicher Oxidation

Ohne das Einatmen von Sauerstoff aus der Luft könnten wir nicht leben, würden wir nach wenigen Minuten ersticken. Sauerstoff ist für unsere Körperzellen und Organe, besonders dringlich für Herz und Hirn, unverzichtbar. Die essenzielle Aufnahme des Sauerstoffs hat jedoch Nebenwirkungen: Nach jedem Atemzug entstehen in unserem Organismus, in unseren Körperzellen aggressive Sauerstoffione (freie Radikale).

Sauerstoffradikale können die Struktur der Körperzellen, auch der Erbsubstanz, punktuell attackieren und so chronische Entzündungen, Alterungsprozesse, Arterien-, Herz-, Gehirn- und Krebserkrankungen erzeugen. Dagegen kann unser Organismus genetisch – mehr oder weniger ausgeprägt – oder durch Zufuhr oxidationsärmerer Pflanzenstoffe geschützt werden. Curcumin wirkt in unseren Organen, in unseren Körperzellen mit ihren Schutzmechanismen zusammen intensiv gegen freie Sauerstoffradikale.

So entfaltet Curcumin durch die Bildung oxidativer Kupplungsprodukte eine hohe antioxidative Aktivität (Doggui 2013). Eine wichtige Rolle spielen hier die Hydroxygruppen des Curcumins (Suzuki 2005), die Lieferanten von Phase-II-Entgiftungsenzymen sind (Dinkova-Kostova 1999). Was bedeutet ‚Phase-I- und Phase-II-Entgiftung‘? Bei dieser antioxidativen Entgiftung werden die oxidative Stoffe mit Hilfe von Enzymen über Oxidation-, Hydrolyse- und Reduktionsreaktionen in reaktionsfreudige Produkte umgewandelt (Phase I). In einem zweiten Schritt werden diese Stoffwechselprodukte in Konjugationsreaktionen mit Glukuronsäure, Sulfonsäure, Glutathion, Acetyl- oder Methylgruppen verknüpft und können so leichter über die Galle oder den Urin ausgeschieden werden

(Entgiftung, Phase II). Auch hier spielen Enzyme eine große Rolle. Diese Phase-II-Enzyme können durch sekundäre Pflanzenstoffe – wie eben das Curcumin – in ihrer Aktivität gesteigert werden und so zu einer antioxidativen Entgiftung beitragen.

Zum einen werden durch Curcumin die Bildung und die Aktivitätserhöhung der Häm-Oxygenase-1, eine ubiquitäres und redoxsensitives Protein gegen oxidativen Stress, angeregt. Zum anderen aktiviert Curcumin die Gluthation-S-Transferase, die Toxine im Körper abbaut (Gupta et al. 2009; Trujillo et al. 2013). Auch der Transkriptionsfaktor Nrf2 wird durch Curcumin hochreguliert. Er sorgt durch die entsprechende Genexpression dafür, dass die Zelle vermehrt mit Antioxidantien bzw. antioxidativen Phase-II-Enzymen versorgt wird (Pinkaew 2015). Neben der eigenen antioxidativen Wirkung kann Curcumin zudem die körpereigenen Antioxidantien verstärken und hat somit einen doppelten Effekt bei der Bekämpfung freier Radikale (Biswas 2005).

In der Medizin gilt Curcumin nicht als Arzneimittel, sondern als Nahrungsergänzungsmittel und Antioxidans. Neue synthetische Medikamente sind für die moderne Medizin neben operativen und anderen technischen Maßnahmen sehr wichtig. Daneben oder dazu sind natürliche Mittel nicht sehr erwünscht. Das kommt auch in einem Beitrag des Nachrichtenmagazins Focus, „Das Vitamin-Märchen" zum Ausdruck, der sich hauptsächlich auf einen Studie von Prof. Dr. M. Ristow an der Universität Leipzig (2009) stützt: 39 Probanden absolvierten da vier Wochen lang (!) ein standardisiertes Sportprogramm. 19 Teilnehmer erhielten gleichzeitig 1000 mg Vitamin C und 400 IU Vitamin E in Form von ACE-Sportgetränken. 20 Teilnehmer trainierten ohne diesen Zusatz (Placebogruppe). In dieser Gruppe konnte eine positive Wirkung des Sports (höhere Insulinsensitivität, Verbesserung des Glukosestoffwechsels) festgestellt werden – jedoch nicht in der Verumgruppe. Aus dieser Kurzzeitstudie mit installierten hoch dosiertem Vitamin C und E kann allerdings keine wissenschaftlich seriöse und auch keine pauschale Warnung vor allen Antioxidantien abgeleitet werden. Das behauptet auch der Initiator der Studie, Prof. Dr. Michael Ristow, Professor für Energiestoffwechsel an der ETH Zürich, nicht. Gleichzeitig weist er aber – völlig zu Recht – auf eine positive Wirkung von kurzfristig entstehenden freien Radikalen (ROS) in den Körperzellen (Mitochondrien) hin. Was aber bei langfristiger übermäßiger Freisetzung von ROS aus den Körperzellen, aus dem Organismus wird, das steht auf einem ganz anderen Blatt. Daher bestreitet auch Prof. Ristow die gesundheitsfördernde Wirkung von Obst und Gemüse nicht. Obwohl mit den bewährten Nahrungspflanzen unterschiedliche Mengen an Antioxidantien aufgenommen werden.

Offen für seriöse alte und neue nachhaltige Erkenntnisse lernen wir immer weiter dazu: Gewiss ist nicht jedes Antioxidans – ob aus dem Pflanzenreich oder chemischer Produktion stammend – gleich gut geeignet für unsere Gesundheit. Isolierte und überdosierte Antioxidantien können sogar schädlich wirken. Für die Gesundheit und das Weiterleben wesentlich entscheidender kann jedoch die sorgfältige Auswahl und Aufnahme besonders geeigneter, auch antioxidativ wirkender Pflanzenstoffe sein: kontinuierlich, in optimaler Dosierung (nicht zu wenig und nicht zu viel) und gemeinsam mit allen Komponenten des Basisprogramms für längere Gesundheit. Daher ist die Kurkumapflanze und ihr Wirkstoff, das Curcumin, essenzieller Bestandteil des Basisprogramms.

Antioxidative Wirkung von Curcumin

✓ Bildung eines oxidativen Kupplungsprodukts

✓ Anregung der Bildung und Aktivitätserhöhung der Häm-Oxygenase-1, ein Entgiftungsenzym gegen oxidativen Stress

✓ Aktivierung der Gluthation-S-Transferase, die Toxine im Körper abbaut

✓ Hochregulation des Transkriptionsfaktors Nrf2, der durch die entsprechende Genexpression dafür sorgt, dass die Zelle vermehrt mit Antioxidantien versorgt wird

✓ Hemmt Lipidperoxidation

✓ Aber auch prooxidative Wirkung – wichtig bei Krebs!

Entzündungshemmend

Das große antientzündliche Potenzial von Curcumin basiert darauf, dass es in der Lage ist, mit zahlreichen molekularen Zielen zu interagieren, vor allem mit solchen, die an Entzündungen beteiligt sind. Curcumin bindet an eine Vielzahl von Proteinen und hemmt die Aktivität verschiedener Kinasen (Cyclooxygenase, Lipoxygenase, NO-Synthase) und entzündlicher Botenstoffe (Rao 2007). Diese Wirkung von Curcumin konnte u. a. bei Patienten mit Knie-Arthrose nachgewiesen werden. Daher ist der therapeutische Einsatz von Curcumin gerade bei entzündlich-rheumatischen Erkrankungen und Arthritis empfehlenswert. Klinischen Studien zufolge empfiehlt sich Curcumin zudem als therapeutisches Mittel bei Krankheiten wie entzündlichen Darmerkrankungen, Pankreatitis (Bauchspeicheldrüsenentzündung) und chronischer anteriorer Uveitis, bestimmten Arten von Krebs sowie bei zahlreichen weiteren Erkrankungen, wie in Abbildung 3 eindrucksvoll darstellt (Jurenka 2009). An der University of Texas, USA, hat man herausgefunden, dass Curcumin ungefähr genauso effektiv ist wie ein anderer sekundärer Pflanzenstoff, das Resveratrol, und Medikamente wie Celecoxib. Und es ist sogar noch effektiver als Aspirin und Ibuprofen (Takada 2004)! Eine aktuelle Studie der Universität des Saarlandes konnte zeigen, dass Curcumin in seinem Wirkmechanismus dem des Glucocortikoids Cortison sehr ähnelt, indem es ein antientzündlich wirkendes Protein (GILZ) induziert (Hoppstädter 2016). Daher verwundert es nicht, dass es Curcumin als natürliches Heilmittel bei rheumatoider Arthritis mit dem Medikament Diclofenac aufnehmen kann (s. dazu den entsprechenden Abschnitt weiter unten).

Niedrigschwellige Entzündungen entstehen auch durch dauerhaften oxidativen Stress. Somit ist eine weitere Erklärung für die entzündungshemmende Wirkung des Curcumins, dass es schädliche Sauerstoffradikale abfängt (s. o.) und körpereigene Proteine gegen oxidativen Stress unter dem Einfluss auf den Transskriptionsfaktor NF-κB in unseren Zellkernen aktiviert. Curcuminoide blockieren dort NF-κB, der nicht nur mit Entzündungsprozessen zusammenhängt, sondern auch eine Ursache für die Krebsentstehung sein kann (Aggarwal et al. 2013; Basnet et al. 2011). Man könnte Curcumin daher auch als Antioxidans mit entzündungshemmenden Eigenschaften bezeichnen.

Curcumin wirkt auf zahlreiche entzündliche Erkrankungen

Lebererkrankungen
Gelbsucht, Fibrose, Zirrhose, alkoholbedingte Lebererkrankungen

Andere entzündliche Erkrankungen
Arthritis, Sinusitis, Asthma, Gallensteine, Allergien, Pankreatitis, Colitis Ulcerosa, Reizdarm, Magengeschwüre, M. Crohn

Hautkrankheiten
Ekzem, Psoriasis, Sklerodermie, Krätze, parasitäre Hautkrankheiten, Wundheilungsstörungen

Endokrine Erkrankungen
Diabetes, Schilddrüsenunterfunktion

Lungenerkrankungen
Bronchitis, Zystische Fibrose, Hyaline Membrankrankheit

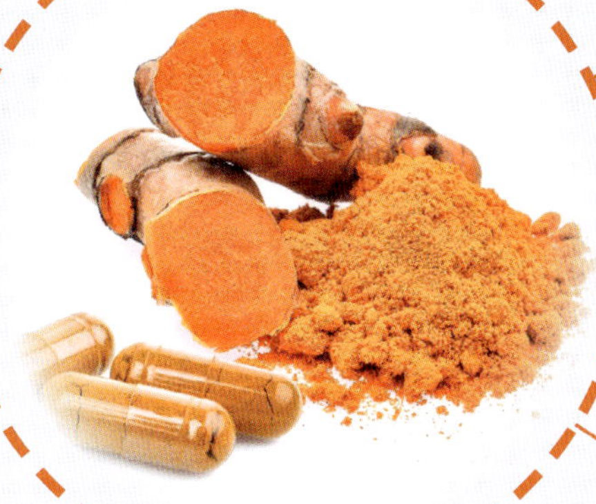

Muskuläre Dysfunktionen
Muskelkrämpfe

Skelett- und Knochenerkrankungen
Osteoporose, Fanconi-Anämie

Neurodegenerative Erkrankungen
M. Parkinson, M. Alzheimer, Multiple Sklerose, ALS, Epilepsie, Lewy-Body-Demenz

Krebs
Leukämie, Magen, Niere, Prostata, Blase, Bauchspeicheldrüse, Haut, Gehirn, Speiseröhre, Knochen, Brust, Lunge, Darm, Myelom, Gebärmutterhals

Herz-Kreislauf-Erkrankungen
Arteriosklerose, Hypolipidämie, Herzmuskelschwäche

Infektionskrankheiten
Malaria, Masern, Leishmaniose, chronische Diarrhöe, Pocken, Windpocken, Wurmbefall

Andere
Fieber, Septischer Schock, Chronic Fatigue, Cancer Fatigue, Depression, Erkältungshusten, Grauer Star, Hämaturie

Abb. 3: Nach Aggarwal 2008

Neueste Forschungen vermuten als Hauptort der Wirkung von Curcumin die Darm-Epithelzellen und die Darmbarriere: Danach soll Curcumin u.a. über die Organisation der Tight Junctions die Dysfunktion der Darmbarriere verringern und dadurch chronisch-entzündliche Erkrankungen abmildern (Wang 2017). Da chronische Entzündungsprozesse (Silent Inflammations) bei fast jeder chronischen Zivilisationskrankheit eine Rolle spielen – Herz-Kreislauf-Erkrankungen, Diabetes mellitus Typ II, Alzheimer, Parkinson, Autoimmunerkrankungen, Allergien –, ist Curcumin aufgrund seiner antioxidativen und entzündungshemmenden Eigenschaften bei diesen Krankheitsbildern ein hervorragende naturheilkundliche Basismedikation.

Neuere Studien konnten nachweisen, dass Curcumin auch die Bildung bestimmter antimikrobieller Proteine fördert. Es handelt sich konkret um das Peptid Cathelicidin (cAMP), welches im Immunsystem zur Abwehr von Bakterien dient. So führt die Einnahme von Curcumin zu einem messbaren Anstieg von Cathelicidin und wappnet den Körper so vor Infektionen und chronischen Erkrankungen. Eine ähnlich positive Wirkung im Proteinhaushalt haben auch Omega-3-Fettsäuren. Allerdings ist die cAMP-aktivierende Wirkung von Curcumin um das Dreifache stärker als die der Omega-3-Fettsäuren. Durch Vitamin D kann die Aktivierung der antimikrobiellen Proteine übrigens noch weiter gesteigert werden (Henson 2012).

Antikrebswirkung

Da heute bekannt ist, dass viele Krebsarten mit chronischen Entzündungen zusammenhängen, die das Tumorwachstum fördern, verwundert es nicht, dass dem stark entzündungshemmenden Curcumin auch ein großes Potenzial bei der Krebsbehandlung zugeschrieben wird (Schaffer 2015). Hinzu kommen viele weitere krebshemmende Eigenschaften des Curcumins wie antikanzerogene, proapoptotische, antiangiogene, antimetastatische, immunmodulatorische und antioxidative Wirkungen (Hasima 2012). Aktuelle Übersichtsstudien zeigen vielversprechende Ergebnisse mit Curcumin insbesondere bei Darmkrebs, Gebärmutterhalskrebs, Eierstockkrebs, Prostatakrebs, Brustkrebs, Lungenkrebs, Magenkrebs, Bauchspeicheldrüsenkrebs, Blasenkrebs, Speiseröhrenkrebs und Knochenkrebs.

Die Kanzerogenese, also der Übergang von einer normalen Zelle in eine bösartige Tumorzelle, findet in drei Phasen statt, der Initiations-, Promotions- und Progressionsphase. Die Initiationsphase bezeichnet den Vorgang, bei dem es zu unphysiologischen, ungerichteten und irreversiblen Veränderungen der DNA (= Mutationen) kommt. Ursache können der Verlust von DNA-Basen, Fehler der DNA-Polymerasen, freie Sauerstoffradikale oder Kanzerogene, also krebserregende Substanzen sein. Dieser DNA-Schaden führt dann in der Promotionsphase dazu, dass Gene exprimiert werden, die für die Vermehrung dieser entarteten Zellen verantwortlich sind. Bis hierhin ist der Vorgang noch reversibel, kommt es dann zur Progression – die nicht zwingend erfolgen muss –, wird die Zelle durch Mutationen in den Tumorsupressorgenen zu einem invasiv wachsenden Tumor. Die Zelle verliert die Fähigkeit zur Differenzierung, kann also nicht mehr zu einer Leber-, Haut- oder was auch immer Zelle werden. Bis es dann zu einer klinisch manifesten Krebserkrankung kommt, kann es schnell gehen, es kann aber auch Jahre bis Jahrzehnte dauern.

Das Faszinierende am Curcumin ist, dass die Ebenen, auf denen es antikanzerogene Wirkung entfaltet, so vielfältig sind. Die Curcuminoide haben die Fähigkeit, den Krebs in der Anfangs-, der Promotions- und

Progressionsphase der Tumorentwicklung zu hemmen (s. Abb. 4). Dabei blockieren die Curcuminoide mehrere Enzyme, die Tumore für ihr Wachstum brauchen.

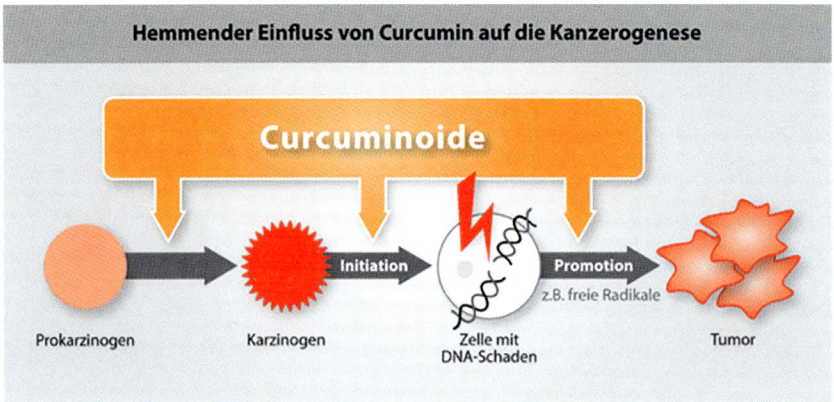

Abb.4: Hemmender Einfluss von Curcumin auf die Kanzerogenese

Darüber hinaus beeinflusst Curcumin eine Reihe von zellulären Abläufen und wichtigen intrazellulären Komponenten, die zur Tumorentwicklung beitragen wie genomische Modulationen, Zellinvasionen und Zelltodwege (Allegra 2017). Curcumin fördert die Krebszellen-Apoptose durch die Regulierung verschiedener Signalwege und die Unterbrechung des Tumorzellzyklus (Deng 2016) und die Hemmung der Angiogenese, also der Blutgefäßneubildung durch den Tumor (Abusina 2011). Auch bei Begleiterscheinungen von Krebs wie Cancer Fatigue ist der Einsatz von Curcumin sinnvoll. Als deren pathophysiologische Ursache haben aktuelle Studien einen Anstieg inflammatorischer Cytokine wie TNF-α identifiziert. Curcumin mildert den oxidativen Stress ab, was zu niedrigeren TNF-α-Konzentrationen führt (Horneber 2012). Konkret nachgewiesen werden konnte zum Beispiel mithilfe der ‚Ames Test-Messung', dass Raucher, die 30 Tage lang eine Zubereitung aus Kurkuma erhalten hatten, signifikant weniger mutagene Stoffe (also krebserregende Substanzen) ausschieden, die über einen DNA-Schaden eine Gen-Mutation auslösen können (Polasa et al. 1992).

Es muss auch noch erwähnt werden, dass Curcumin auch über einige prooxidative Eigenschaften verfügt. Dies klingt im ersten Moment negativ, wirkt sich im Falle von Curcumin aber positiv aus. Denn prooxidative Aktivitäten sind bei der körpereigenen Krebsabwehr wichtig, weil sie die Antiproliferation und Apoptose der Krebszellen fördern (Bhaumik 1999). Zudem fördert die Prooxidation einige Mechanismen in der Krebszelle (z.B. die Hemmung des Enzyms Thioredoxin Reduktase), die zur Vernichtung der Krebszelle führen können (Fang 2005).

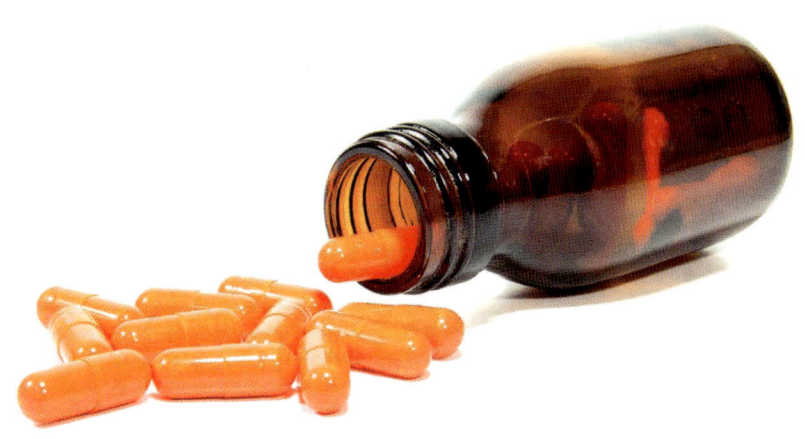

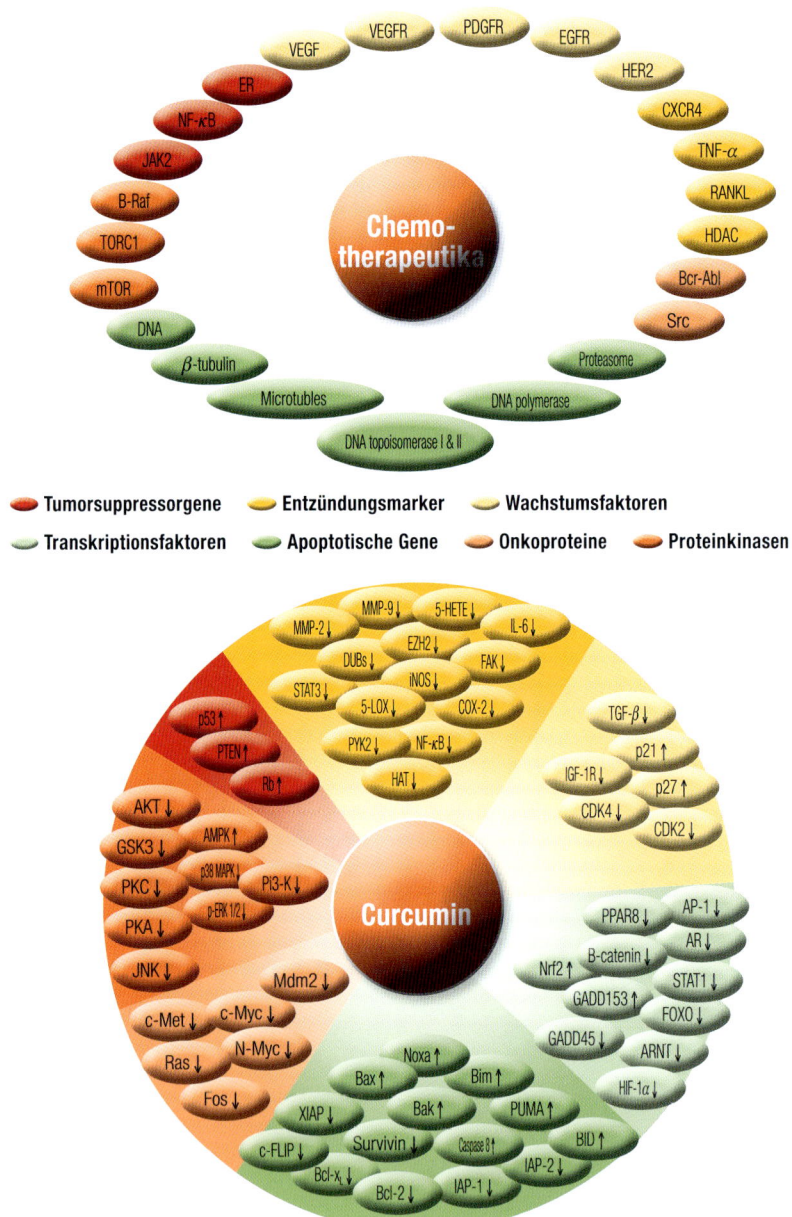

Abb. 5: Angriffsorte von Chemotherapeutika im Vergleich zu Angriffsorten von Curcumin, n. Hasima u. Aggarwal 2012

Einsatz von Curcumin in der Praxis

Die Pharmaindustrie wird kaum interessiert sein, große prospektive Studien zur Wirkung von Curcumin durchzuführen, sondern eher dagegen sein. Denn wie jeder Naturstoff lässt sich Curcumin nicht patentieren und daher nicht in großem Stil kommerziell nutzen. Daher gründet die Anwendung von Curcumin ‚nur' auf traditionellem Wissen, auf seriöser Erfahrung und auf molekular-pharmakologischen Studien. Die persönliche Entscheidung für oder gegen die Gabe von Kurkuma bzw. Curcumin sollte somit nach sorgfältiger Prüfung all dieser Erkenntnisse getroffen werden. Im Folgenden werden auf Basis entsprechender Studien die wichtigsten möglichen Anwendungsbereiche von Curcumin vorgestellt.

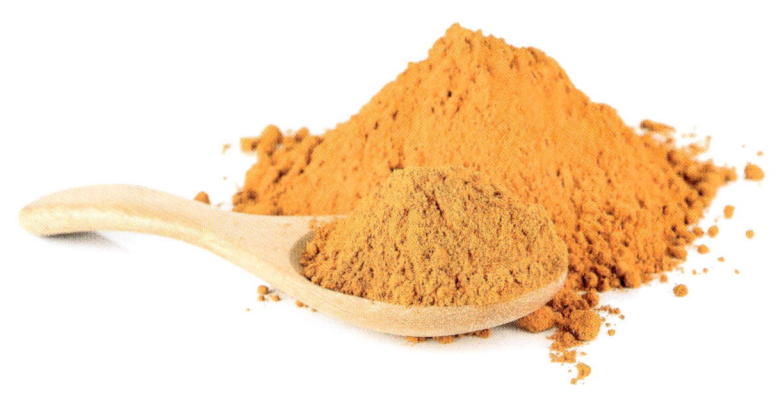

Anwendungsgebiete für Curcumin im Überblick

Entzündliche Erkrankungen

(CED, Arthritis, Rheuma, Augenentzündungen u.a.)

Krebserkrankungen

(v.a. Colon, Mund, Prostata, Bauchspeicheldrüse, Haut, Blutkrebs)

Neurodegenerative Erkrankungen

(Alzheimer-Demenz, schwere Depressionen, Epilepsie und andere neurodegenerative (ALS) und neuropsychiatrische Erkrankungen sowie Dyskinesien als Nebenwirkung von Medikamenten)

Magen-Darm-Erkrankungen und Verdauungsbeschwerden

(Reizdarm-Syndrom, Magen- u. Darmgeschwüre, Verdauungsstörungen, Gallenblasendysfunktion)

Übergewicht und Folgeerkrankungen

(Arteriosklerose, Diabetes, Fettstoffwechselstörungen, Herz-Kreislauf-Erkrankungen)

Hauterkrankungen

(Psoriasis, Vitiligo, Sklerodermie, Hautkrebs)

Entzündliche Erkrankungen

Darm

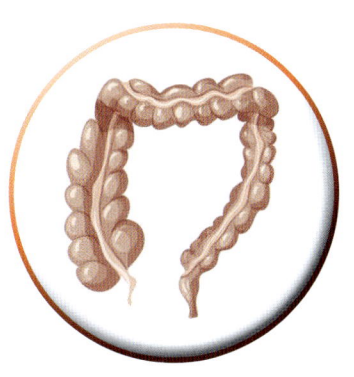

Magen-Darm-Erkrankungen werden in der östlichen Naturheilkunde schon seit Tausenden von Jahren mit Curcumin behandelt. Dafür, dass der adjuvante Einsatz von Curcumin auch bei chronisch-entzündlichen Darmerkrankungen sinnvoll ist, gibt es mittlerweile die entsprechende wissenschaftliche Basis. Entzündliche Darmerkrankungen, hauptsächlich Morbus Crohn und Colitis ulcerosa, sind chronische Erkrankungen des Gastrointestinaltrakts, die durch wiederkehrende Entzündungen gekennzeichnet sind. Gegenwärtige therapeutische Strategien zielen auf die Linderung von Symptomen, die Verlängerung der symptomfreien Zeit (Remission) und die Heilung von Schleimhautmanifestationen. Umfangreiche Studien deuten darauf hin, dass kontinuierliche oxidative Schäden zu einer entzündlichen Signalkaskade bei den entzündlichen Darmerkrankungen führen können (Streedhar 2016). Da Curcumin als pleiotropes Molekül auch ein starker Modulator der Zellsignalisierung ist – also viele Signalwege in der Zelle anstoßen kann –, verfügt es über wichtige antioxidative und entzündungshemmende Eigenschaften, die gerade bei entzündlichen Darmerkrankungen von Nutzen sind und bereits zu bemerkenswerten therapeutischen Ergebnissen geführt haben.

So hat die Cochrane Colaboration in einer systematischen Überprüfung konstatiert, dass Curcumin eine sichere und wirksame Therapie zur Erhaltung der Remission bei Colitis ulcerosa sein kann, wenn sie als zusätzliche Therapie mit Mesalazin oder Sulfasalazin gegeben wird (Garg 2012). So kam zum Beispiel eine explorative randomisierte Doppelblindstudie an 89 Patienten mit Colitis ulcerosa zu dem Ergebnis, dass der klinische und der endoskopische Aktivitätsindex geringer war, wenn zusätzlich zur Sulfasalazinbehandlung zwei Gramm Curcumin pro Tag gegeben wurden (Hanai 2006). Bei einem Vergleich verschiedener Naturstoffe in Bezug auf den Erhalt der Remission schnitt Curcumin am besten ab (Ng 2013).

Eine ganz aktuelle Übersichtsarbeit beleuchtete die Studien zur Wirkung der adjuvanten Gabe von Curcumin in Kombination mit Infliximab (Remicade®). Dabei handelt es sich um ein Medikament, das den Tumornekrosefaktor blockt (TNF-Blocker) und dadurch entzündungshemmend wirkt. Es wird bei Morbus Crohn eingesetzt, wenn die Standard-Therapien nicht zum Erfolg geführt haben. Da solche TNF-Hemmer allerdings die Immunabwehr hemmen, kann bei deren langfristiger Gabe ein Tumor- und Infektionsrisiko nicht ausgeschlossen werden. Die Autoren der Meta-Studie empfehlen, bei einer Remicade®-Behandlung zusätzlich Curcumin zu geben, weil dadurch nicht nur Morbus-Crohn-Symptome gemildert und Entzündungsmarker reduziert werden, sondern auch das Krebsrisiko vermindert werden kann (Schneider 2017). Auch die Curcumin-Gabe zusätzlich zum Medikament Prednisolon unterstützt offenbar die Remission der Erkrankung (Lahiff 2011).

Nicht nur die Remission, auch der entzündliche Schub kann offenbar mit Curcumin abgemildert werden. So verbesserte sich in einer kleinen Studie mit fünf erwachsenen Patienten mit Colitis ulcerosa der entzündliche Schub im Laufe von zwei Monaten unter der Behandlung mit Curcumin. Das gleiche Forschungsteam konnte auch für Morbus Crohn ein ähnliches Ergebnis feststellen (Holt et al. 2005).

Auch in Zellstudien konnten positive Effekte des Curcumins auf chronisch-entzündliche Darmerkrankungen festgestellt werden. Bei Erwachsenen und Kindern mit Morbus Crohn wurden Darmbiopsien entnommen und diese dann mit Curcumin behandelt. Ergebnis: Durch das Curcumin wurde die Expression proinflammatorischer Zytokine gehemmt, es konnte also zellbiologisch eine Entzündungshemmung nachgewiesen werden (Epstein et al., 2010).

Nicht nur bei Erwachsenen, auch bei Kindern scheint die Gabe von Curcumin sich positiv auf die Entwicklung chronisch entzündlicher Darmerkrankungen auszuwirken. In einer US-Studie erhielten Kinder mit Colitis ulcerosa bzw. Morbus Crohn zusätzlich zur Standardtherapie für drei Wochen ein Gramm Curcumin pro Tag und anschließend zwei oder vier Gramm Curcumin pro Tag. Bei mehreren Kindern besserten sich die Beschwerden. Ob die zusätzliche Behandlung mit Curcumin bei Kindern den Heilungsverlauf von entzündlichen Darmerkrankungen positiv beeinflusst, müssen weitere Untersuchungen klären (Suskind 2013).

Bauchspeicheldrüse

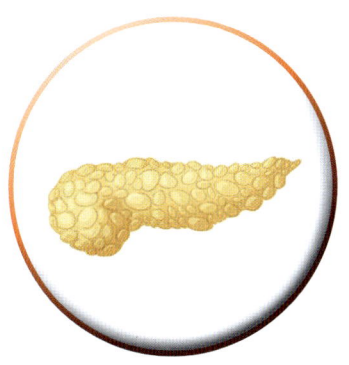

Eine akute Entzündung der Bauchspeicheldrüse (Pankreatitis) ist eine häufig vorkommende gastrointestinale Störung, deren Häufigkeit leider zunimmt. Sie ist in der Regel mit Krankenhausaufenthalten und einer hohen Sterblichkeit verbunden. Die Diagnose- und Behandlungsrichtlinien empfehlen konservative medizinische Behandlungen, die auf die Pankreassekretion und sekundäre Folgen ausgerichtet sind. Leider haben die bestehenden Behandlungsmöglichkeiten aufgrund des komplexen und vielschichtigen pathologischen Prozesses dieser Krankheit nur begrenzte Auswirkungen auf die Häufigkeit und Schwere der akuten Pankreatitis. Umso mehr Hoffnungen verbindet man mit dem Einsatz von Naturstoffen wie dem Curcumin. Dessen positive Wirkung bei Entzündungen der Bauchspeicheldrüse konnte bereits in mehreren Tierversuchsstudien nachgewiesen werden.

Hintergrund ist auch hier wieder die vielfältige (pleiotrope) Wirkweise des Curcuminmoleküls. Auf der Grundlage der Ergebnisse von Zellkulturen, Tiermodellen und klinischen Studien konnte bestätigt werden, dass Curcumin in Dosierungen von 100 mg pro kg als therapeutisches Mittel bei akuter Pankreatitis in Frage kommt (Gulcubuk 2013; Zhong, 2015). Die Wirkung von Curcumin beruht u.a. darauf, dass die Infiltration von Entzündungszellen unterdrückt und die Lipidperoxidation inhibiert wird, verschiedene Signalwege reguliert werden und die Schädigung durch freie Radikale gemildert wird. Zudem wird die Prävalenz bakterieller Translokation verhindert. Dies reduziert die Aktivierung des Verdauungsenzyms Trypsin, die Bildung radikaler oxidativer Enzyme und die damit verbundenen Geweberverletzungen (Gulcubuk 2005, 2006, 2013; Yu 2011; Zhong 2015). Curcumin hat in den Tierversuchen bei Pankreatitis verschiedene Entzündungsmarker signifikant verringert wie u.a. die Serum-Amylase, den Cr- und BUN-Spiegel, das Serum-TNF-α-, den IL-6-Spiegel sowie den Proteinspiegel der Januskinase (JAK2) und der STAT3-Signalweg-Komponenten (Zhu 2017). Hinzu kommt, dass Curcumin sich bei der akuten Pakreatitis durch weitere Mechanismen wie der Induktion der Apoptose, der Hemmung von Mikrothrombosen sowie der Reduktion von oxidativem Stress positiv auswirkte (Shafik 2016).

Auch beim Menschen konnte die positive Wirkung von Curcumin auf die Pankreatitis bereits gezeigt werden. In einer Studie mit 20 Patienten mit chronischer Pankreatitis verbesserten sich die Biomarker der Entzündung durch die Behandlung mit Curcumin (Durgaprasad 2005).

Gallenblase

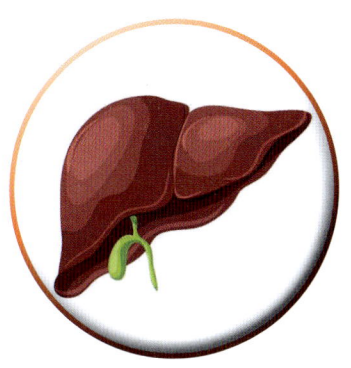

Eine wichtige Wirkung von Curcumin ist die gallentreibende Wirkung. Der Gallensaft wird in der Leber produziert und dann in der Gallenblase gesammelt, um nach dem Essen in den Darm abgegeben zu werden, um dort die Fettverdauung zu unterstützen. Curcumin fördert die Produktion von Gallensaft sowie die Entleerung der Gallenblase und unterstützt so die Verdauung von Nahrungsfetten. Da der säurehaltige Gallensaft besonders aggressiv ist und Erkrankungen der Gallenblase auslösen kann, ist es gut, wenn dieser nicht zu lange in der Gallenblase verbleibt. Daher ist die gallentreibende Wirkung von Curcumin positiv zu sehen. Bereits in den dreißiger Jahren des letzten Jahrhunderts wurde festgestellt, dass Curcumin bei Patienten mit einem Zwölffingerdarmgeschwür oder einer Gallenblasenentzündung die Gallensekretion auf das Doppelte steigerte. Eine andere Studie aus dieser Zeit bestätigte die positive Wirkung bei Gallenleiden: Fast alle der 65 Patienten mit chronischer Gallenblasenentzündung, denen man über drei Wochen 100 bis 250 mg einer Curcuminzubereitung verabreichte, wurden beschwerdefrei und blieben nachfolgend beschwerdefrei (Kalk und Niessen, 1939).

Die galletreibende Wirkung des Curcumins ist bei Gallensteinen ein zweischneidiges Schwert: Präventiv hemmt Curcumin die Bildung von Gallensteinen. Sind die Steine allerdings schon vorhanden, besteht wegen der gallentreibenden Wirkung des Curcumins die Gefahr, dass diese sich lösen, in die Gallengänge gelangen und dort eine Gallenkolik auslösen. Daher ist mit der Gabe von Curcumin bei Gallensteinen Vorsicht geboten.

Auge

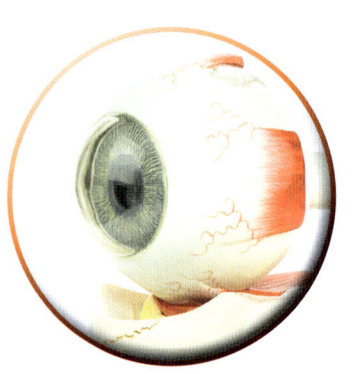

Es liegen auch mehrere interessante Studien zur Wirkung von Curcumin bei entzündlichen Augenerkrankungen vor. Die Netzhaut ist durch ihre intensive Blutversorgung, zahlreiche Mitochondrien und Photonen des Lichts, die auf ihre Oberfläche treffen, ständig freien Radikalen ausgesetzt. Die meisten pathologischen Prozesse, die in der Netzhaut stattfinden, wie Entzündungen, Zellapoptosen oder Angiogenesen, können direkt oder indirekt durch freie Radikale getriggert werden. Da krankhaften Veränderungen der Netzhaut also durch entzündliche und oxidative Stresswege bedingt werden, ist Curcumin mit seinen antioxidativen und antientzündlichen Wirkmechanismen logischerweise eine natürliche Behandlungsoption. Es konnte gezeigt werden, dass Curcumin eine Rolle spielt bei der Verlangsamung und in einigen Fällen sogar bei der Umkehrung von altersbedingter Makuladegeneration, diabetischer Retinopathie, Retinitis pigmentosa, proliferativer Vitreoretinopathie und sogar Netzhautkrebs (Peddada 2018).

Zwar wurden die meisten Augen-Studien mit Tieren durchgeführt, es gibt aber auch einschlägige Humanstudien. So verbesserten sich die Beschwerden von Patienten mit chronischer Uveitis, die in (allerdings unkontrollierten) Studien über drei Monate zwischen 1,1 g und 1,2 g Curcumin pro Tag erhielten (Lal 1999, Allegri 2010). Auch Patienten mit einem idiopathischen entzündlichen Pseudotumor im Auge profitierten offenbar von der Curcumingabe. In einer kleinen Studie wurde acht Patienten über 6 bis 22 Monate ein Präparat mit 1,05 g Curcumin pro Tag verabreicht. Von den fünf Patienten, die die Studie zu Ende führten, waren vier anschließend in Remission und bei einem Patienten hatte sich die Schwellung zurückgebildet und es bestand nur noch eine Bewegungsstörung der Augen (Lal 2000).

Rheumatischer Formenkreis und Schmerzen

Rheumatoide Arthritis

Rheumatoide Arthritis ist eine sehr häufige entzündliche Erkrankung. Schätzungen zufolge sollen in Deutschland rund ein Prozent der Bevölkerung, also etwa 800.000 Menschen, an rheumatoider Arthritis erkrankt sein. Frauen sind etwa dreimal häufiger betroffen als Männer. Zwar kann die Erkrankung in jedem Lebensalter auftreten, am häufigsten erkranken Männer jedoch zwischen dem 65. und 75 Lebensjahr und Frauen zwischen dem 55. und 64. Lebensjahr. Bei der rheumatoiden

Arthritis bzw. der chronischen Polyarthritis handelt es sich um eine chronisch entzündliche Autoimmunerkrankung, die zu schmerzhaften geschwollenen Gelenken mit Bewegungseinschränkungen und fortschreitender Gelenkzerstörung führt. Nach derzeitigem Kenntnisstand tragen neben einer genetischen Veranlagung auch Rauchen, Übergewicht und die Ernährung zum Krankheitsrisiko bei (Pattison 2004).

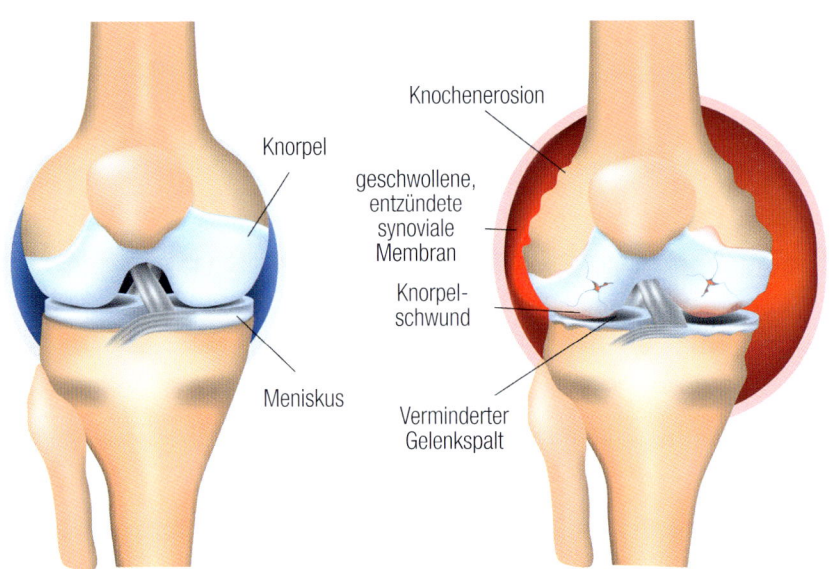

Abb. 6: Rheumatoide Arthritis

So erhöht offenbar der Verzehr von rotem Fleisch, Protein und Kaffee das Krankheitsrisiko, während es durch fetten Fisch, Olivenöl sowie Obst- und Gemüse gesenkt wird. Zu Beginn der rheumatischen Arthritis kommt es zu einer Verdickung und Wucherung der Gelenkinnenhaut. Dieser Prozess führt zu einer Entzündung, da eingewanderte Entzündungszellen (T-Lymphozyten, Makrophagen) zu einer vermehrten Produktion von Gelenkflüssigkeit mit Ausbildung eines Ergusses führen. Von der Gelenkinnenhaut her bildet sich schließlich neues aggressives Gewebe (Pannus), das den Knorpel überdeckt und in den Knochen einwächst. Dadurch werden Knorpel und Knochen letztlich zerstört und es kommt zu einem direkten Kontakt der Knochen. Es besteht dann das Risiko, dass die beiden Knochen quasi „zusammenwachsen" (Ankylose), was zu einer Gelenkversteifung mit einem Funktionsverlust führen kann.

Neben einer Ernährungsumstellung (‚Rheumadiät' mit weniger Fleisch, Proteinen und Kaffee) setzt die Therapie der rheumatoiden Arthritis also vor allem bei der Eindämmung der Entzündungsprozesse an. Hierzu werden meist Glukokortikosteroide, also cortisonartige Substanzen verschrieben. Da diese Medikamente den Hormonspiegel beeinflussen und nur in Dosierungen wirken, die über dem natürlichen Hormonspiegel liegen, kommt es zu einem Hormonüberschuss, auf den der Körper bei dauerhafter Anwendung mit Nebenwirkungen reagiert. Dazu gehören zum Beispiel das Cushing-Syndrom, der Anstieg von Blutdruck, Blutzucker und Blutfettwerten, die Gewichtszunahme und eine höhere Infektanfälligkeit. Eine permanente Gabe von cortisonartigen Medikamenten ist also problematisch. Hierfür bieten sich natürliche entzündungshemmende Substanzen an wie Omega-3-Fettsäuren (EPA und DHA) und eben Curcumin.

Die entzündungshemmende Wirkung des Curcumins konnte in einer Anwendungsstudie mit über 1000 Patienten mit Arthrose und Arthritide schon nach wenigen Wochen nachweislich dokumentiert werden. Hinzu kommt, dass Curcumin in seinem Wirkmechanismus dem von Cortison sehr ähnelt, indem es antientzündlich wirkende Proteine (GILZ) induziert (Hoppstädter 2016). So hemmt Curcumin die Enzyme Cyclooxygenase-2, Lipoxygenase aus dem Arachidonsäure-Metabolismus und NO-Synthase und wirkt dadurch entzündungshemmend. Diese Wirkung von Curcumin konnte u. a. bei Patienten mit Knie-Arthrose nachgewiesen werden. Curcuminoide blockieren zudem in den Zellkernen die Aktivität des Transkriptionsfaktors NF-kB, der nicht nur bei Entzündungsprozessen eine Rolle spielt, sondern auch eine Ursache für die Krebsentstehung sein kann (Menon u. Sudheer 2007, Esatbeyoglu 2012). Im Tierversuch konnte zudem festgestellt werden, dass Curcumin auch weitere Signalstoffe aus der TNF-Familie hemmt, die für den Entzündungsprozess der rheumatoiden Arthritis verantwortlich sind (Huang 2013).

Schon in den 1980er-Jahren konnte gezeigt werden, dass die regelmäßige Gabe von Curcumin zu einer Besserung der Beschwerden bei rheumatoider Arthritis führt (Deodhar 1980). In einer weiteren randomisierten, einfachblinden Pilotstudie konnten bei 45 Patienten die rheumatoiden Arthritisbeschwerden mit 0,5 g Curcumin pro Tag nach 8 Wochen sogar deutlicher verbessert werden als mit 50 mg Diclofenac – und auch besser als die kombinierte Behandlung aus Curcumin und Diclofenac (Chandran 2012).

Mit Curcumin steht somit ein nichtsteroidales Antirheumatikum zur Verfügung, das nicht nur sehr wirkungsvoll, sondern zudem auch noch deutlich nebenwirkungsärmer ist als die momentan verfügbaren Medikamente. Zu bedenken ist allerdings, dass Curcumin hier in einer hohen Konzentration eingesetzt wurde. Um dies zu erreichen, müssen Präparate eingesetzt werden, bei denen die deutliche Erhöhung der Bioverfügbarkeit gewährleistet ist (s. dazu das Kapitel Bioverfügbarkeit).

Degeneratives Rheuma (Arthrose)

Das degenerative Rheuma, die sogenannten Arthrosen, machen mit etwa 60 Prozent der Fälle den Hauptteil der rheumatischen Erkrankungen aus. Degenerative rheumatische Erkrankungen sind Gelenkerkrankungen, die aufgrund von Veränderungen des Gelenkknorpels entstehen. Die Arthrose entwickelt sich langsam über Jahrzehnte und beschreibt den Zustand nach Zerstörung der Knorpelschicht eines Gelenks und den damit verbundenen Knochenveränderungen (Verschleiß).

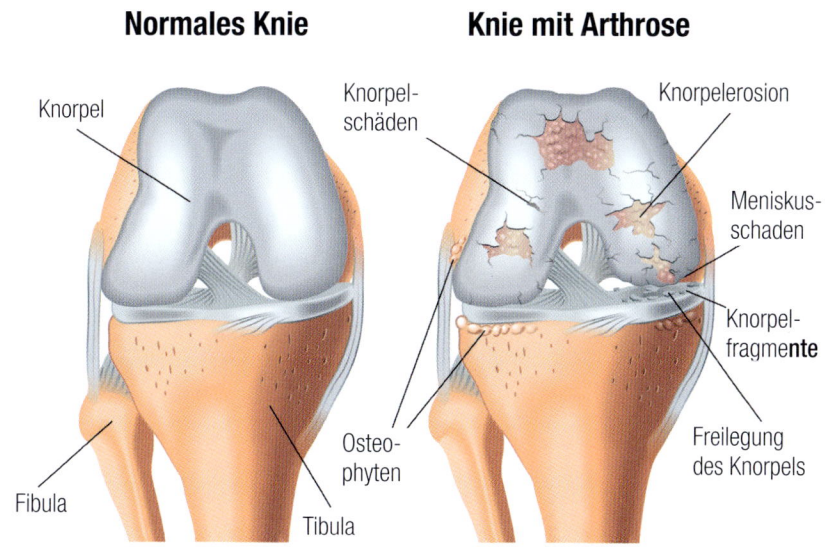

Abb. 7: Arthrose

Dadurch wird die Bewegungsfreiheit des betroffenen Patienten eingeschränkt. Leider ist eine bestehende Arthrose nicht heilbar. Ziel der Behandlungsmethoden sollte es daher sein, die Schmerzen der Betroffenen zu lindern und eine größtmögliche Bewegungsfähigkeit zu erhalten oder eventuell sogar wiederherzustellen. Zudem sollte das Risiko einer Entzündung minimiert werden. Denn durch die bei Arthrose erhöhte Reibung im Gelenk löst sich Knorpel-Abrieb aus den Gelenkflächen, und bei größerem Knorpelverlust können durch die Reibung der Gelenkflächen sogar Knochensplitter hinzukommen. Dieser Abrieb kann dann zu der ‚aktivierten Arthrose' – mit Entzündungen – führen.

Wichtige Therapiebausteine sind neben moderater Bewegung vor allem die Reduktion des Gewichts und die Behandlung mit Schmerzmitteln und sogenannten SYSADOA (Symptomatic Slow Acting Drugs in Osteoarthritis) wie Chondroitin und Glucosamin (z.B. ‚Gelenk Komplex Dr. Wolz'). Immer mehr Studien zeigen, dass auch Curcumin sich positiv bei Patienten mit degenerativen rheumatischen Beschwerden auswirkt. Auch im Vergleich zu Medikamenten schneidet Curcumin ziemlich gut ab.

In zwei Studien mit einer Curcumin-Sojalecitin-Kombination erhielten 50 Patienten 0,2 g Curcumin pro Tag über 3 Monate (Belcaro 2010a) und in der anderen 100 Patienten über 8 Monate entweder 0,4 g Curkumin pro Tag zusätzlich zur konventionellen Therapie oder bekamen eine ausschließlich konventionelle Therapie (Belcaro 2010b). Die Beschwerden wurden mithilfe des WOMAC-Index gemessen, der die beschwerdefreie Gehstrecke und die Entzündungsparameter im Blut umfasst. Die Studie konnte zeigen, dass die Beschwerden sich unter der Gabe von Curcumin deutlicher verbesserten als unter alleiniger konventioneller Therapie. Auch in Bezug auf das Medikament Diclofenac sind die Ergebnisse in Bezug auf die Verminderung klinischer Beschwerden besser, wenn es in Kombination mit Curcumin gegeben wird. Dies zeigte eine randomisierte Doppelblindstudie mit einem Gramm Curcumin pro Tag plus 75 mg Diclofenac im Vergleich zu der alleinigen Einnahme von 75 mg Diclofenac

(Pinsornsak 2012). Auch die alleinige Gabe von Curcumin kann sich im Vergleich zu einer medikamentösen Behandlung sehen lassen. So war in einer vergleichenden Studie, bei der Patienten mit primärer Kniearthrose über sechs Wochen randomisiert entweder zwei Gramm Curcuminextrakt oder 800 mg Ibuprofen pro Tag erhielten, der Curcuminextrakt der Ibuprofenwirkung nicht unterlegen (Kuptniratsaikul 2009).

Immer mehr Studien zeigen, dass Curcumin offenbar auch Schmerzen allgemeiner Art lindert. In einer Pilotstudie mit Patienten, die an degenerativen rheumatischen Beschwerden in der Schulter oder im Knie, Neuralgien, Rücken-, Muskel-, Zahn- oder chronischen Kopfschmerzen litten, erhielten die Patienten zur Therapie ihrer Schmerzen entweder ein Medikament (Nimesulid 100 mg oder Paracetamol 500 mg) oder eine Kurkumazubereitung. Zwar dauerte es nach Einnahme der Kurkumazubereitung im Vergleich zu den konventionellen Schmerzmittel länger bis zum Eintritt der Analgesie und diese hielt durchschnittlich auch nur vier Stunden an, so dass eine zweite Dosis erforderlich war. Entscheidend ist jedoch, dass eine längerfristige Curcumin-Einnahme zur Linderung akuter Schmerzen beitragen könnte. Die Die Autoren führen das auf die Zytokininteraktion von Curcumin zurück (Di Pierro 2013a).

Neuropathische und postoperative Schmerzen

Auch bei neuropathischen Schmerzen, also solchen Schmerzen, die nicht nur von den Nerven weitergeleitet werden, sondern bei denen Schädigungen oder Erkrankungen des Nervensystems selbst Ursache der Schmerzen sind, könnte Curcumin eine Therapieoption sein. In einer Studie mit 141 Patienten, die unter neuropathischen Schmerzen aufgrund einer

Bandscheibenprotrusion, einer Lumbalstenose oder eines Carpaltunnel-syndroms litten, wurde den Probanden offen, randomisiert und kontrol-liert entweder 800 mg Curcumin oder Liponsäure in Kombination mit 800 mg Dexibuprofen pro Tag gegeben. Während der Liponsäurezusatz zum Dexibuprofen keine Wirksamkeit zeigte, konnte durch die kombinier-te Curcumin-Dexibuprofen-Gabe eine Verbesserung der Wirkung erreicht werden (Di Pierro 2013b). Eine ähnlich wirkungssteigernde Wirkung des Curcumins konnte bei postoperativen Schmerzen aufgezeigt werden. 45 Patienten erhielten nach einer Hernien- oder Hydrozelenoperation im Rahmen einer explorativen randomisierten Doppelblindstudie über fünf Tage entweder 1200 mg Curcumin, 300 mg Phenylbutazon oder ein Placebo. Ergebnis: In der Curcumin- und der Phenylbutazongruppe waren die postoperativen Beschwerden um mehr als 20 Prozent geringer als in der Placebogruppe (Satoskar 1986).

Systemischer Lupus Erythematodes

Abschließend möchten wir noch kurz auf den systemischen Lupus Erythe-matodes eingehen, weil es sich hier auch um eine Autoimmunerkrankung des rheumatischen Formenkreises handelt, bei der Curcumin offenbar positive Effekte erzielen kann. Der systemische Lupus Erythematodes ist eine sehr aggressive, aber zum Glück auch sehr seltene Erkrankung – in Deutschland sind von 100.000 Menschen schätzungsweise 20 bis 50 betroffen. Beim systemischen Lupus Erythematodes richtet sich das Immunsystem gegen den eigenen Körper und bildet Antikörper, die sich gegen bestimmte körpereigene Gewebestrukturen richten und diese fälsch-licherweise als fremd ansehen (Autoantikörper). Weil diese Antikörper mit dem Blut in alle Körperregionen gelangen und dort zu Entzündungen und Schädigungen führen können, beeinträchtigt der systemische Lupus potenziell viele Organe und Organsysteme. Genauso vielfältig sind dementsprechend die möglichen Krankheitserscheinungen. Neben der während der aktiven Phase auftretenden Müdigkeit und Abgeschlagenheit in Kombination mit Gewichtsabnahme und Fieber kommt es oft auf der Haut zu den typischen ‚schmetterlingsförmigen' Rötungen auf Wangen und Nasenrücken. Wenn die Niere beteiligt ist (Lupusnephritis), ist dies schmerzlos und kann mithilfe einer einfachen Urinuntersuchung auf rote Blutkörperchen und Eiweiß erkannt werden. Und hier wurde festgestellt, dass Patienten mit einer therapieresistenten Lupusnephritis durch die Gabe von Curcumin (66 mg/Tag) weniger Eiweiß ausschieden als Patienten, die ein Placebo erhielten (Khajehdehi 2012).

In den letzten Jahren ist ein neues Paradigma bei der Pathogenese des systemischen Lupus Erythematodes entdeckt worden, nämlich die Balance zwischen bestimmten T-Helfer-Zellen (Th17) und regulatorischen T-Zellen (Treg). Leider gibt es zurzeit noch keine Medikamente, die in der Lage sind, die Balance zwischen diesen Immunzellen beim systemischen Lupus zu modulieren. Indonesische Forscher haben jetzt herausgefunden, dass Curcumin in der Lage ist, die Dysbalance zwischen CD4+- und T-Zellen von Lupus-erythematodes-Patienten zu modulieren (Handono 2015).

Krebserkrankungen

Wenn man die Häufigkeit von Krebserkrankungen in Indien mit der in einer westlichen Industrienation wie den USA vergleicht, wird man feststellen, dass die häufigsten Krebsarten in Indien deutlich seltener auftreten (s. Tabelle 1, Rastogi et al. 2008). Woran liegt das? Am wahrscheinlichsten liegt die geringere Inzidenz von Krebs – aber auch anderen sogenannten Zivilisationskrankheiten wie Herz-Kreislauf-Erkrankungen – in der Lebensweise der Inder begründet. Neben mehr Bewegung ist damit vor allem die Ernährung zu nennen. So essen Inder grundsätzlich kalorienärmer, wenig Fleisch und weniger Fett, dafür mehr Gemüse, Obst und Gewürze. Als Bestandteil der Currygerichte ist Kurkuma sicher eines der am häufigsten in Indien verwendeten Gewürze.

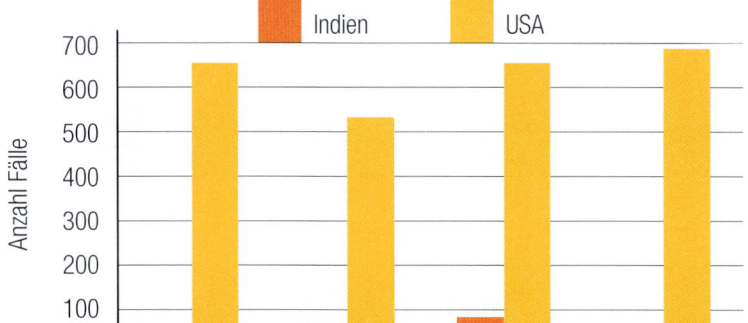

Tabelle 1: aus GLOBOGAN 2000: Krebshäufigkeit, Sterblichkeit und weltweite Prävalenz, Lyon IARC Press, 2001

Bei den meisten Studien zu Curcumin und Krebs handelt es sich um Zellstudien und auch die Humanstudien genügen oft nicht den hohen Anforderungen an einen Gold-Standard (doppelblind, randomisiert, placebokontrolliert). Dennoch kann wegen der Plausibilität in Bezug auf die Wirkungen und die gute Verträglichkeit eine klare Empfehlung für den adjuvanten Einsatz von Curcumin gegeben werden.

Hemmt Initiation und Progression häufiger Krebszell-Arten

Wenn Curcumin konsequent und stetig in optimaler Dosierung eingenommen wird, wirkt es sicher und sanft. Gewiss ist die krebshemmende Wirkung von Curcumin nicht mit den Ergebnissen von Operationen, Bestrahlungen und Chemotherapien vergleichbar. Curcumin darf, kann und soll nicht anstelle dieser Maßnahmen, die hoch effektiv von außen her wirken, angewendet werden. Curcumin wirkt ganz anders. Curcumin wirkt in den Körperzellen: biologisch. Curcumin hemmt in den Zellkernen das Walten des Transskriptionsfaktors NF-kB und damit chronische Entzündungen als einen wesentlichen Faktor des bösartigen Zellwachstums. Auch die Produktion weiterer Entzündungsparameter wie Prostaglandin E2 in den Leukozyten kann durch Curcumin verringert werden, wie bei einer Studie mit Patienten mit einem Karzinom außerhalb des Magen-Darmtrakts festgestellt werden konnte (Sharma 2004). Eine weitere Studie an 126 Patienten weist ebenfalls auf eine Antikrebswirkung einer Behandlung mit Curcumin hin (He 2011).

Zudem regt Curcumin das Enzym Gluthation-S-Transferase an, das in Bezug auf die Kanzerogene detoxifizierend wirkt. Mit dem Wissen um diesen Faktor wird verständlicher, dass es eine gemeinsame Ursache von chronischen Entzündungen und Krebsentstehung in den Körperzellen gibt. Die antitumorale Wirkung wird also durch die antiinflammatorische und antioxidative Wirkung von Curcumin unterstützt. Dazu ist es gut zu wissen, dass Curcumin (regelmäßige und ausreichend dosierte Anwendung vorausgesetzt) diese Faktoren hemmen kann.

Die Wissenschaftler Prof. Dr. med. R. Béliveau und Dr. med. D. Gingras vom Labor für Molekulare Medizin, Universität Montreal, berichten in ihrem Buch "Les Aliments contre le Cancer", dass Curcumin nicht nur die Initiation (Entstehung), sondern auch die Progression (Vermehrung und Ausbreitung) häufiger Arten von Krebszellen hemmt. Diese Wirkung konnte an Zellkulturen nachgewiesen werden.

Es liegen bereits diverse Studien vor, welche die krebshemmende Wirkung von Curcumin konkret belegen. Im Folgenden möchten wir die Studienlage in Bezug auf Curcumin und ausgewählte Krebsarten vorstellen.

Darmkrebs

Darmkrebs ist die zweithäufigste Krebserkrankung sowohl bei Frauen als auch bei Männern. Dem Robert Koch-Institut zufolge erkranken pro Jahr rund 35.400 Männer und 30.000 Frauen daran. Das Risiko, in seinem Leben an Darmkrebs zu erkranken, liegt bei ungefähr sechs Prozent. Darmkrebs tritt meist erst ab dem 50. Lebensjahr auf. Curcumin kann hier eine sinnvolle Prophylaxe darstellen, denn es hat sich gezeigt, dass Curcumin offenbar das Entstehen von Polypen der Dickdarmschleimhaut hemmen kann, aus denen häufig Darmkrebs entsteht. Deshalb ist es sinnvoll, Patienten, bei den Polypen entdeckt und abgetragen wurden, die regelmäßige Einnahme von Curcumin zu verordnen. Die Neuentstehung von Polypen kann auf diese Weise präventiv verhindert werden. So zeigte sich bei einer Untersuchung mit Patienten mit familiärer adenomatösen Polyposis (aus der sich bei Nichtbehandlung Darmkrebs entwickeln kann), dass durch die Einnahme von Curcumin die Zahl der Polypen um 60 Prozent zurückging und die Größe der verbliebenen Polypen sich um durchschnittlich 50 Prozent verringerte. Diese Ergebnisse konnten auch bei Patienten mit Colonpolypen bestätigt werden, die über ein halbes Jahr 0,48 g Curcumin pro Tag einnahmen: Anzahl und Größe der Polypen nahm ab (Cruz-Correa 2006).

Auch bei bestehendem Darmkrebs ist die Gabe von Curcumin einigen Studien zufolge sinnvoll. So erhielten zwölf Patienten mit einem manifesten Colonkarzinom vor einer Operation über sieben Tage einen Kurkumaextrakt mit bis zu 3,6 g Curcumin pro Tag. Anschließend zeigte sich, dass zwar im Blut nur Spuren des Curcumins vorhanden waren, aber im gesunden Darmgewebe wie im Tumorgewebe sowohl Curcumin als auch seine Abbauprodukte nachgewiesen werden konnten. Anhand der molekularen Veränderungen im Gewebe konnten die Forscher eine antikanzerogene Wirkung des Curcumins aufzeigen (Garcea 2005). Dies konnte in einer weiteren Studie an 23 Patienten mit einem Colonkarzinom bestätigt werden, die über einen Zeitraum von 14 Tagen 2,35 g Curcumin pro Tag eingenommen haben. Auch hier zeigte sich, dass sich pharmakologisch wirksame Mengen des Curcumins in der Darmschleimhaut anreichern und dass das Präparat gut vertragen wurde (Irving 2013).

Mundkrebs

Beim Mund- oder Mundhöhlenkrebs handelt es sich in den allermeisten Fällen um Karzinome, die vom Epithel, also dem Gewebe, das die Schleimhäute nach außen hin abgrenzt, ausgehen. Zur Mundhöhle zählen die gesamte Mundschleimhaut vom Lippenrot bis zum vorderen Gaumenbogen, der harte Gaumen, die Wangenschleimhaut, das Zahnfleisch, der Mundboden und die bewegliche Zunge. Also auch Lippenkrebs und Zungenkrebs sind eine Art von Mundkrebs. Er zählt wie Rachen- und Kehlkopfkrebs zur Gruppe der Kopf-Hals-Karzinome, die mittlerweile in der Rangliste der weltweit neu auftretenden Tumorerkrankungen zu den Top 10 gehört. Er tritt vernehmlich zwischen dem 50. und 70. Lebensjahr auf. Männer sind zwar noch mehr als doppelt so oft betroffen wie Frauen, allerdings hat die Zahl der Frauen mit Mundkrebs in den letzten Jahren kontinuierlich zugenommen. Ursache ist vermutlich der gestiegene Alkohol- und Nikotinkonsum bei Frauen, denn beides – insbesondere deren Kombination – zählt zu den größten Risikofaktoren für Mundkrebs. Bei Studien mit Patienten mit Mundkrebs oder verdächtigen Schleimhautveränderungen konnte Curcumin eine positive Wirkung entfalten. So erhielten 50 Patienten mit oralen Mundschleimhautveränderungen (25 mit Leukoplakien oder submukösen Fibrosen, 25 mit Lichen planus) und 25 gesunde Freiwillige in einer vergleichenden Untersuchung über sieben Tage bzw. bis zum Abheilen der Läsionen eine Kurkumazubereitung. Bei den Patienten, welche die Curcuminzubereitung erhalten hatten, konnten Veränderungen im Profil der Biomarker im Serum beobachtet werden, die auf eine Antikrebswirkung hinweisen (Rai 2010). In einer anderen Studie an 21 Patienten, die bereits einen manifesten Mundkrebs (Plattenepithelkarzinom) hatten, konnte nachgewiesen werden, dass nach dem Kauen von Tabletten mit 1000 mg Curcumin im Speichel die Konzentration an entzündungsfördernden Zytokinen abgenommen hatte (Kim 2011).

Dass bei Schleimhautveränderungen auch die im Kurkuma enthaltenen ätherischen Öle von Bedeutung sind, zeigt eine Studie an Patienten mit submukösen Fibromen, also gutartigen Tumoren, die sich unter der Schleimhaut befinden. Sie bekamen drei Monate entweder drei Gramm alkoholischen Kurkumaextrakt, drei Gramm Kurkumaöl oder drei Gramm Kurkumaoleoresin. Der Abstrich zeigt bei allen Gruppen eine Abnahme der Anzahl der Schleimhautzellen mit Mikronuclei und im Blut eine Abnahme der Anzahl der Lymphozyten mit Mikronuclei. Mikronuclei sind kleine ‚Nebenzellkerne‘, deren vermehrtes Auftreten ein Hinweis auf Schäden im genetischen Apparat sein kann, also als Indikator für genotoxische Einflüsse genutzt wird. Am stärksten war in dieser Untersuchung die Wirkung des Kurkumaoleoresins (Hastak 1997). Grundsätzlich ist die Gabe von Curcumin bei Schleimhautveränderungen, die oftmals ja mit entzündlichen Prozessen einhergehen, auf jeden Fall zu empfehlen, wie auch eine andere Studie zeigt, bei der durch die Gabe von sechs Gramm Curcumin pro Tag bereits nach zwei Wochen eine Besserung bei der Schleimhauterkrankung Lichen Planus eintrat, i.e. Erytheme und Schleimhautgeschwüren (Ulzera) sich zurückbildeten (Chainani-Wu 2012).

Pankreaskrebs

Der Bauchspeicheldrüsenkrebs (Pankreaskarzinom) ist eine Krebsart mit einer leider sehr schlechten Prognose. Die Bauchspeicheldrüsenkrebs-Lebenserwartung beträgt bei nicht operablen Tumoren im Durchschnitt drei bis fünf Monate nach der Diagnose. Ein Grund dafür liegt darin, dass die Erkrankung oft lange symptomlos verläuft und daher häufig erst zu spät entdeckt wird. Zum Glück ist Bauchspeicheldrüsenkrebs eine eher seltene Erkrankung. In Deutschland erkranken jährlich etwa 16 von 100.000 Menschen, am ehesten Männer zwischen dem 60. bis 80. Lebensjahr.

Auch wenn die Gabe von Curcumin bei dieser Krebsart natürlich keine fundamentalen Verbesserungen bewirken kann, wurde in drei offenen Studien bei Patienten mit einem Pankreaskarzinom die Wirkung auf das Karzinomleiden als günstig eingestuft. Die Patienten erhielten eine recht hohe Dosis von acht Gramm Curcumin pro Tag (Dhillon 2008, Epelbaum 2010, Kanai 2011). Bemerkenswert ist, dass von 20 Patienten mit einem Bauchspeicheldrüsenkarzinom und einer Resistenz gegenüber dem Krebsmedikament Gemcitabin, die Curcumin erhielten, nach einem Jahr noch fünf Patienten lebten, also deutlich mehr als im Durchschnitt. Trotz der geringen Bioverfügbarkeit des Curcumins konnten im Zeitraum bis zu 18 Monaten laborchemische Veränderungen im Blut festgestellt werden, die eine Antikrebswirkung positiv beeinflussen (Dhillon 2008).

Brustkrebs

Die Diagnose Brustkrebs ist zunächst einmal ein Schock. Aber zum Glück ist diese Krebsform meist heilbar, wenn sie rechtzeitig erkannt und behandelt wird. Brustkrebs ist die häufigste Krebsform bei Frauen – eine von acht Frauen erkrankt im Laufe ihres Lebens an Brustkrebs. Das Risiko steigt mit zunehmendem Alter, ab dem 40. und besonders ab dem 50. Lebensjahr erhöht sich das Risiko, sinkt aber um das ab dem 70. Jahr wieder ab. Leider sind die konventionellen Therapien des Mammakarzinoms wie chirurgische Eingriffe, lokale Bestrahlung, Chemo-, Hormon- und Antikörpertherapie oft mit sehr unangenehmen Begleiterscheinungen oder Nebenwirkungen verbunden. Wenn daraufhin die Behandlung abgebrochen wird, nimmt das Risiko der Tumorprogression und Metastasierung und im schlimmsten Fall des letalen Ausgangs zu.

Vor diesem Hintergrund wäre es wünschenswert, wenn Patientinnen mithilfe der adjuvanten Phytotherapie eine Unterstützung gewährt wird, welche die konventionelle Therapie unterstützt und möglicherweise die Lebensqualität in dieser Zeit verbessert. Mittlerweile gibt es eine Reihe von Studien, die zeigen, dass sich der Einsatz von Curcumin mit seinen antientzündlichen und antioxidativen Wirkungen nicht nur in der Krebstherapie allgemein, sondern auch speziell bei Brustkrebs als hilfreich erweisen kann.

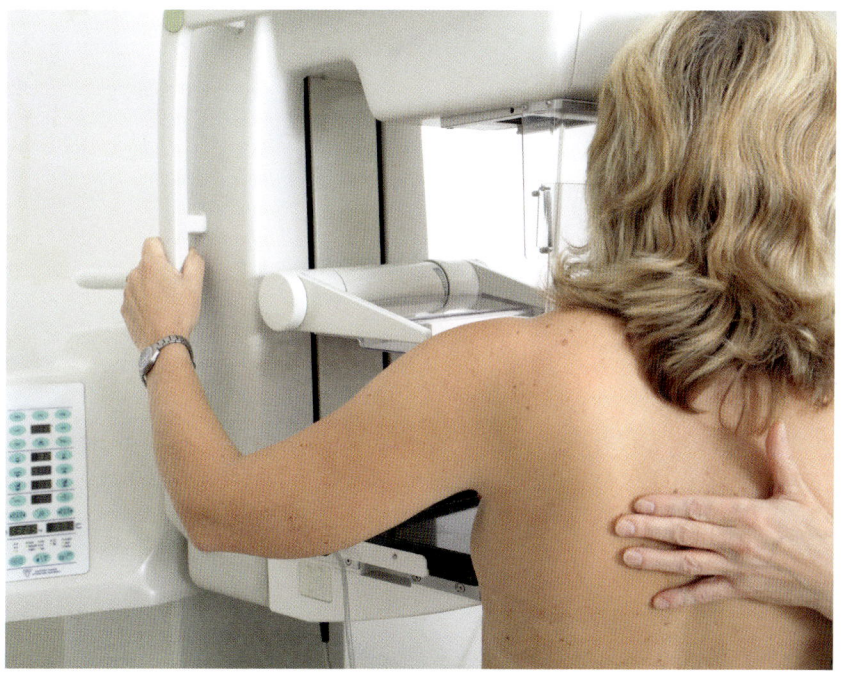

So werden menschliche Brustzelllinien häufig auf der Grundlage der Expression der Zelloberflächenmarker CD44 und CD24 charakterisiert. In Zellversuchen konnte gezeigt werden, dass Curcumin den Anteil bestimmter CD44 / CD24-Zellen erhöht bzw. verringert. Es liegt daher die Vermutung nahe, dass Curcumin das Risiko der Entartung von Brustzellen mindert (Calaf 2018). Eine andere aktuelle Zellstudie untersuchte die Auswirkungen von Curcumin auf Natürliche Killerzellen (NK-Zellen) des Immunsystems. Diese großen Lymphozyten töten Krebszellen in der Regel direkt ab. Allerdings entgehen viele aggressive Krebsarten, einschließlich des Brustkrebs, dieser Abtötung durch NK-Zellen. In dieser Zellstudie konnte nun gezeigt werden, dass Curcumin die Oberflächenstruktur bestimmter NK-Zellen so veränderte, dass ihre immunaktive und damit zytotoxische Wirkung auf Zellen des menschlichen Brustkarzinoms signifikant erhöht war (Lee 2018). Weitere Studien weisen darauf hin, dass Curcumin die Bildung und Ausbreitung von Metastasen bei Brustkrebs hemmen kann (Bachmeier 2007).

Unterstützung der konventionellen Therapie

Speziell für Brustkrebs liegen bereits mehrere Studien vor, deren Ergebnisse auf eine Unterstützung der konventionellen Medikation hindeuten, sei es weil sie deren Wirkung verstärken oder weil sie Nebenwirkungen mildern. So erhielten Patientinnen, die eine Bestrahlungs- bzw. eine Chemotherapie erhielten, entweder ein Placebo oder sechs Gramm Curcumin pro Tag. Die Strahlen- bzw. Chemotherapie wurde von den Brustkrebspatientinnen, die Curcumin erhalten hatten, besser vertragen als von den Patientinnen, die ein Placebo bekommen hatten. Ein manifester Hinweis war ein geringeres Auftreten strahlenbedingter Hautentzündungen in der Curcumin-Gruppe (Ryan 2013). In einer anderen Studie zeigte sich, dass bei 14 Patientinnen mit metastasierendem Brustkrebs Dosen von 0,5 Gramm bis zu 6 Gramm Curcumin pro Tag am besten vertragen wurden, während bei der Gabe von acht Gramm pro Tag unerwünschte Wirkungen auftraten (Bayet-Robert 2010).

Im Tierversuch konnte auch gezeigt werden, dass Curcumin offenbar die Wirkung von Krebsmedikamenten verbessert. In einer US-Studie wurden krebskranke Mäuse entweder mit Curcumin, dem Chemotherapeutikum Paclitaxel oder einer Kombination beider Substanzen behandelt; ein Teil der Mäuse diente als Kontrollgruppe. Fast alle Mäuse entwickelten nach der Entfernung des Brusttumors Metastasen in der Lunge.

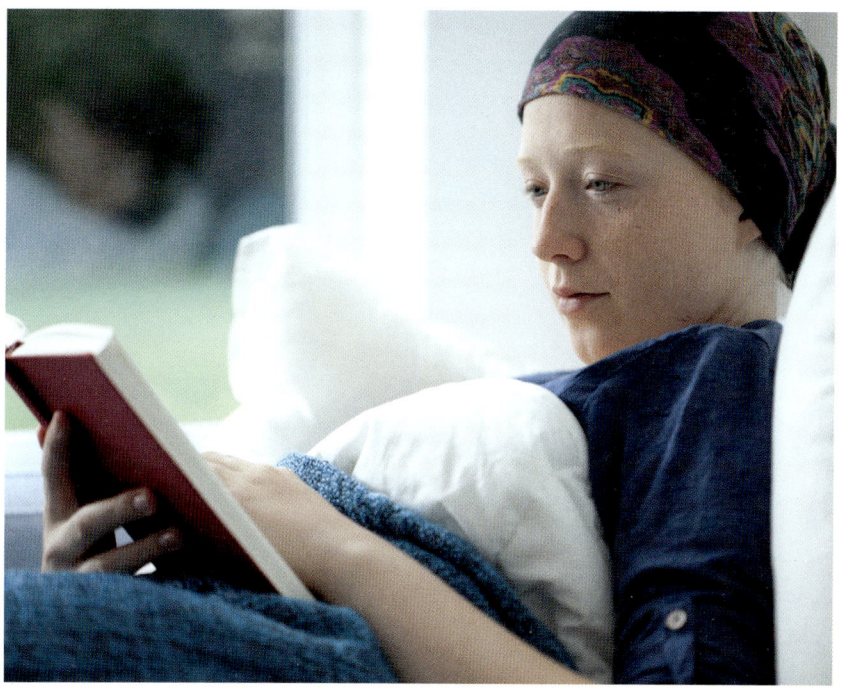

Während die Zahl der Metastasen bei Paclitaxel-Gruppe „etwas geringer" war, war die Metastasen-Rate bei der Curcumin-Gruppe und den Mäusen, die mit der Kombination beider Wirkstoffe behandelt worden waren, sogar „signifikant niedriger". Grund dafür ist nach Ansicht der Forscher vermutlich, dass Curcumin ein bestimmtes Protein hemmt, das bei der Entwicklung von Metastasen eine Schlüsselrolle spielt (Aggarwal 2005). Diese Ergebnisse wurden auch ganz aktuell in einer iranischen Studie bestätigt (Alemi 2018).

Prostatakrebs

Prostatakrebs ist eine der häufigsten Krebserkrankungen: Einer von sechs Männern ist im Laufe seines Lebens davon betroffen. Die Häufigkeit steigt mit zunehmendem Alter. Wenn die Prostatakrebserkrankung früh erkannt wird, ist die Prognose in der Regel gut und eine Operation, die das Risiko einer Harn-Inkontinenz und Impotenz birgt, kann meist vermieden werden. Deshalb sollten Männer ab dem 45. Lebensjahr zu den von den Krankenkassen finanzierten Vorsorgeuntersuchungen gehen. Forschungsergebnisse der letzten Jahre haben gezeigt, dass Curcumin eine präventive Wirkung bei Prostatakrebs entfalten kann, indem sie die Entstehung von Metastasen und das Tumorwachstum rechtzeitig hemmen und zum Stillstand bringen können (Cheng 2013).

Ähnlich wie Brustkrebs ist auch Prostatakrebs oft mit latenten oder chronischen Entzündungsreaktionen assoziiert. Die Tumorzellen produzieren entzündungsfördernde Immunmodulatoren wie die Zytokine CXCL1 und CXCL2. In einer Studie der Ludwig-Maximilians-Universität München konnte man zeigen, dass Curcumin die Expression genau dieser zwei Proteine verringert. Im Tierversuch wurde nachgewiesen, dass die Hemmung dieser beiden proinflammatorischen Zytokine mit der Abnahme des Auftretens von Metastasen in Zusammenhang steht. Mit anderen Worten: Curcumin bewirkt, dass die Tumorzellen weniger der metastasenbildenden Zytokine produzieren (Kilian 2012).

Knochenmarkskrebs

Bei den insgesamt zum Glück insgesamt eher seltenen Tumoren von Knochen und Knochenmark gehört das Multiple Myelom zu den häufigsten

Krebsarten. Diese auch Morbus Kahler genannte bösartige Tumorerkrankung aus der Gruppe der Non-Hodgkin-Lymphome entsteht durch die Entartung einer einzigen Plasmazelle, deren Klone sich im Knochenmark ausbreiten. Dies hat zur Folge, dass nur eine Art von Abwehreiweiß in besonders hohen Mengen produziert wird, das zudem nicht richtig funktioniert. Die gesunden Plasmazellen werden unterdrückt, was wiederum dazu führt, dass auch andere Abwehreiweiße nicht mehr ausreichend produziert werden. Wenn dieses krankmachende Abwehreiweiß in sehr großer Menge auftritt, spricht man von einem Paraprotein.

In einer placebokontrollierten Studie mit 26 Patienten mit einem multiplen Myelom, die hohe Paraproteinausgangswerte hatten, kam es nach einer dreimonatigen Behandlung mit vier Gramm Curcumin pro Tag (bzw. einem Placebo) zu einer Besserung des Blutbefunds (Golombick 2009). Die gleiche Forschergruppe hat später noch einmal eine randomisierte doppelblinde Cross-Over-Studie an 17 Patienten mit multiplem Myelom und 19 Patienten mit monoclonaler Gammopathie unbekannter Ursache durchgeführt. Bei letzterer handelt es sich nicht um eine Krankheit, sondern um eine Labordiagnose, bei der vermehrt Paraprotein im Blut nachweisbar ist. Dies birgt ein gewisses Risiko für die Entstehung eines multiplen Myeloms oder anderer Knochenmarktumore. Die Patienten erhielten über drei Monate vier Gramm Curcumin pro Tag. Bei den Patienten, die Curcumin erhalten hatten, verbesserten sich verschiedene Marker in Bezug auf das Paraprotein sowie ein Marker der Knochenresorption und der Serum-Kreatininspiegel. Diese Ergebnisse könnte ein Anzeichen dafür sein, dass Curcumin den Krankheitsverlauf bei den Patienten verlangsamt (Golombick 2012).

Nerventumore

Ein weiteres mögliches Einsatzgebiet von Curcumin sind Nerventumore, sogenannte Neurofibrome. Sie bilden innerhalb des Nervs gut abgrenzbare oder außerhalb des Nervs diffuse Strukturen aus. Da sie operativ nicht von den Nerven getrennt werden können, müssen die Nerven bei einer Operation in der Regel geopfert werden. Neurofibrome können in Form von Knötchen praktisch überall auftauchen, wo Nervengewebe vorhanden ist. Besonders häufig treten Neurofibrome bei der Neurofibromatose 1 (NF1), auch Morbus Recklinghausen genannt, auf, einer genetisch bedingten Erkrankung, bei der durchaus die Gefahr besteht, dass die normalerweise gutartigen Neurofibrome entarten.

In einer italienischen Studie konnte vor Kurzem nachgewiesen werden, dass sich bei Patienten mit NF1, die über sechs Monate eine polyphenol-reiche Mittelmeerkost in Kombination mit 1200 mg Curcumin pro Tag erhielten, eine signifikante Verringerung der Anzahl und des Volumens der kutanen Neurofibrome zeigte. Diese Ergebnisse wurden in nachfolgenden Auswertungen bestätigt. Bei einem Patienten konnte dabei eine sehr bemerkenswerte Volumenreduktion um 28 Prozent eines großen Neurofibroms am Kopf beobachtet werden, die durch eine Magnetresonanztomographie bestätigt wurde. Bei den Patienten, die nur eine Mittelmeerkost ohne das Curcumin erhielten, zeigten sich keine signifikanten positiven Effekte (Esposito 2017).

Einfluss auf die Chemo- und Bestrahlungstherapie

Grundsätzlich ist die adjuvante Gabe von pflanzlichen Wirkstoffen während einer Strahlen- oder Chemotherapie mit besonderer Vorsicht zu betrachten, insbesondere dann, wenn diese auch eine antioxidative Wirkung haben. In Bezug auf Curcumin hat sich allerdings in mehreren Studien gezeigt, dass es die Wirkung dieser Behandlungsmethoden unterstützen oder gar verbessern kann. So wirkt Curcumin sensibilisierend auf Tumore – macht Tumore also anfälliger für die Behandlung – gegenüber verschiedenen Chemotherapeutika wie z.B. Doxorubicin, 5-FU, Paclitaxel, Vincristin, Melphalan, Cisplatin, Celecoxib, Vinorelbin, Gemcitabin, Oxaliplatin, Etoposid, Sulfinosin, Thalidomid, und Bortezomib. Im Rahmen von Zellversuchen konnte diese Chemosensitisierung bereits für verschiedene Krebsarten demonstriert werden: Brustkrebs, Darmkrebs, Bauchspeicheldrüsenkrebs, Magenkrebs, Leberkrebs, Lungenkrebs, Prostatakrebs, Blasenkrebs, Gebärmutterhalskrebs, Eierstockkrebs, Kopf- und Halskrebs, Gehirnkrebs, multiples Myelom, Leukämie und Lymphom. Gleiches gilt für die Strahlentherapie: Auch hier konnte die Empfindlichkeit verschiedener Tumoren gegen die Bestrahlung durch die Gabe von Curcumin erhöht werden, z.B. bei Gebärmutterhalskrebs, Hirntumore, Hautkrebs, Prostatakrebs, Darmkrebskrebs und beim Neuroblastom (Goel und Aggarwal 2010, Zou 2018).

Auch was die teilweise sehr schweren Nebenwirkungen einer Chemo- bzw. Bestrahlungstherapie betrifft, ist die adjuvante Gabe von Curcumin offenbar zu empfehlen. Nicht nur im Tierversuch konnten zum Beispiel Leber- und Nierenschädigungen infolge der Verabreichung des Zytostatikums Doxorubicin (Adiamycin) mithilfe der Curcumin-Gabe vermindert werden (Mohamad 2009). Auch Humanstudien zeigen, dass Curcumin Nebenwirkungen einer Strahlen- bzw. Chemotherapie mildern kann. So erhielten je 80 Patienten entweder dreimal täglich ein Curcuminpräparat oder ein Placebo zusätzlich entweder zur Strahlen- oder zur Chemotherapie. Unter den Versuchspersonen waren Patienten mit einem Colon- oder Rektumkarzinom (34%), Leber- oder Nierenkarzinom (12%), Magenkrebs (11%), Lungenkrebs (23%), Krebs in den weiblichen Genitalien einschließlich der Ovarien (11%) oder Blutkrebs (9%).

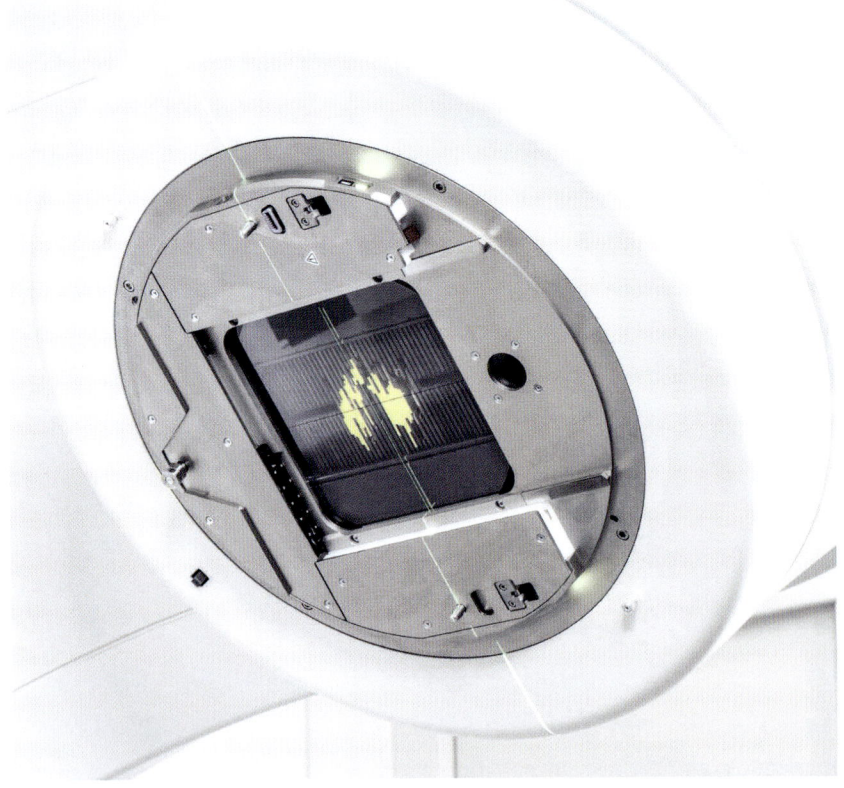

Die Studie dauerte insgesamt vier Monate und begann unmittelbar nach dem 1. Zyklus der Chemo- oder Bestrahlungstherapie und vier bis 16 Wochen nach der Tumorresektion. Das Curcumin-Präparat wurde über einen Zeitraum von mindestens zwei Monate eingenommen. Untersucht wurden zum einen die subjektiven Angaben der Patienten zu den üblichen Nebenwirkungen einer Strahlen- bzw. Chemotherapie wie Durchfall, Verstopfung, Übelkeit, Erbrechen, Appetitlosigkeit und Vergesslichkeit und zum anderen konkret messbare Werte wie Leukopenie und Thrombozytopenie etc. sowie Organschädigungen von Herz, Leber, Nieren und Ohren. Ergebnis: Gegenüber den Placebogruppen verbesserten sich die Nebenwirkungen sowohl in der Chemo- als auch in der Strahlentherapiegruppe deutlich. Natürlich ist dies nur ein erster Hinweis auf eine positive Wirkung von Curcumin in Bezug auf Nebenwirkungen von Standard-Krebstherapien, aber es ist ein weiteres Argument für die adjuvante Gabe von Curcumin bei Krebserkrankungen (Belcaro 2013).

Zur Dosierung wurde in einer sogenannten Dosis-Findungsstudie gezeigt, dass bei Krebspatienten mit unterschiedlichsten Tumoren die Einnahme von 0,5 bis 8 g Curcumin pro Tag über drei Monate im Hinblick auf unerwünschte Wirkungen am sichersten war. Eine Dosis von 12 Gramm pro Tag wurde dagegen vom Darm meist nicht mehr so gut vertragen (Cheng 2001).

Linderung von Cancer Fatigue und Depressionen

Eine häufige negative Begleiterscheinung bei Patienten während oder nach einer Krebserkrankung ist die sogenannte Cancer Fatigue, also eine akute oder chronische Erschöpfung, die häufig mit Antriebslosigkeit, Konzentrationsschwäche oder Gedächtnisstörungen einhergeht. Risikofaktoren für eine chronische Fatigue sind Schmerzen, Übelkeit, eine bereits bestehende depressive Störung oder andere psychische Belastungen. Viele Patienten denken, dass diese Symptome zwangsläufig mit einer Krebserkrankung einhergehen. Forscher gehen jedoch davon aus, dass die Symptome einer chronischen Fatigue mit einer erhöhten Sterblichkeit verbunden sind, da der Organismus zusätzlich geschwächt wird. Als pathophysiologische Ursache für die Cancer Fatigue haben aktuelle Studien einen Anstieg inflammatorischer Cytokine wie TNF-α identifiziert. Curcumin mildert den oxidativen Stress ab, was zu niedrigeren TNF-α-Konzentrationen führt. Daher ist die Gabe von Curcumin zur Behandlung von chronischer Fatigue sinnvoll (Horneber 2012).

Dies wird durch zwei aktuelle randomisierte, doppelblinde, placebokontrollierte Studien untermauert. Bei der ersten erhielten 50 Menschen mit schweren depressiven Störungen über acht Wochen zwei Mal täglich 500 mg Curcumin. Im Vergleich zur Placebo-Gruppe hatte sich in der Curcumin-Gruppe der IDS-SR30-Score – eine Skala zur Beurteilung von Depression – verbessert. Zudem konnte gezeigt werden, dass Curcumin mehrere Biomarker beeinflusst, die mit antidepressiven Wirkungsmechanismen assoziiert sein können wie z.B. Thromboxan, Aldosterol oder Cortisol (Lopresti 2015). Auch eine andere placebokontrollierte Humanstudie, bei der die Teilnehmer über 12 Wochen eine steigende Dosis von 500 bis 1500 mg Curcumin pro Tag oder Placebo erhielten, ergab signifikante Verbesserungen der depressiven Symptome, die hier sowohl mithilfe der Montgomery-Asberg-Depressions-Bewertungsskala (MADRS) sowie der Hamilton-Angst-Bewertungsskala (HAM-A) ermittelt wurden. Die Verabreichung von Curcumin war sicher und gut verträglich, auch wenn es mit Antidepressiva kombiniert wurde (Kanchanatawan 2018).

Antikrebswirkungen von Curcumin

- ✓ antikanzerogen
- ✓ proapoptotisch
- ✓ antiangiogen
- ✓ antimetastatisch
- ✓ immunmodulatorisch
- ✓ antioxidativ
- ✓ antientzündlich

Neurodegenerative Erkrankungen

Neuere Studien zeigen, dass Curcumin auch vor dem Entstehen von Demenz und anderen entzündlichen bzw. degenerativen Nervenerkrankungen schützen könnte. Bisher ist diese Schutzwirkung hauptsächlich aus epidemiologischen Daten (deutlich weniger Demenz in Regionen mit kontinuierlicher Aufnahme von Curcumin) und aufgrund der Entzündungshemmung plausibel. Dennoch wird in der aktuellen Literatur Curcumin als vielversprechende Strategie für eine integrative, ergänzende und präventive Therapie in Bezug auf neurodegenerative Erkrankungen wie Alzheimer angesehen (Maria 2017, Aggarwal 2011). Bemerkenswert ist in diesem Zusammenhang die 4,4-fach geringere Häufigkeit der Alzheimer-Demenz bei indischen Erwachsenen im Alter von 70 bis 79 Jahren als bei gleichaltrigen Personen in den USA (Ganguli 2000).

Häufigkeit von Alzheimer-Erkrankungen bei Personen im Alter von 70 bis 79 Jahren

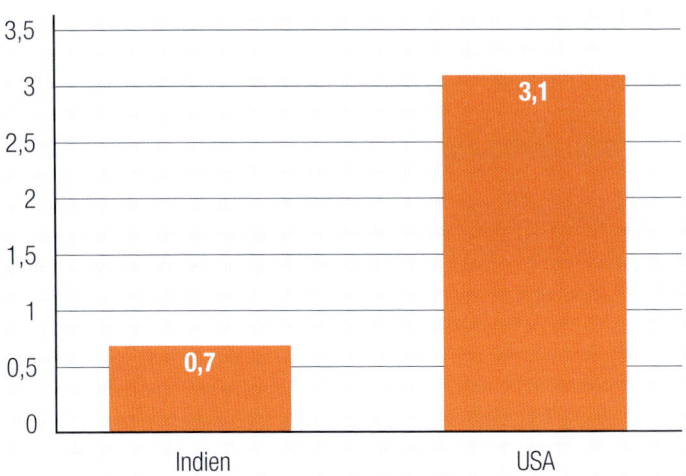

Tab. 2: Vergleich der Alzheimer-Inzidenz in Indien und den USA (n. Ganguli 2000)

Denn es gibt bereits viele Tierversuche, Pilot- und Laborstudien, die zeigen, dass Curcumin neurodegenerativen Prozessen entgegenwirken kann. So milderte in Tiermodellen zur Alzheimer-Demenz die Gabe von Curcumin die pathologischen Veränderungen im Gehirn sowie die kognitiven Defizite. So ist für Alzheimer charaktcristisch eine Ansammlung von schädlichen Eiweißbestandteilen (Peptiden), den sogenannten Amyloidplaques. Dadurch wird die Kommunikation zwischen den Nervenzellen (Neuronen) erschwert. In einem gesunden Gehirn werden diese Peptide gespalten und vernichtet. Auch oxidativer Stress und Entzündungsprozesse werden mit der Pathogenese von Alzheimer in Verbindung gebracht. Da

Curcumin ebenso antioxidativ wie antientzündlich wirkt, kann es die mit einer Alzheimer-Erkrankung einhergehenden Prozesse unterdrücken (Mishra u. Palanivelu 2008).

Mit fluoreszenzmikroskopischen Methoden konnte man feststellen, dass Curcumin an die vermehrten Amyloidplaques im Gehirn genetisch veränderter Mäuse andockt und bei Ratten konnte durch Curcumin die Stressreaktion gesenkt werden. Die neuroprotektiven Effekte von Curcumin zeigten sich im Tierversuch auch nach experimenteller Hirnschädigung. So hatte sich der neurologische Status zwei Wochen nach der Hirnverletzung im Vergleich zur Kontrolle signifikant gebessert. Leider liegen noch kaum aussagekräftige Humanstudien vor. Einige Kasuistiken aus Japan geben Hinweise darauf, dass 100 mg Curcumin pro Tag über einen Behandlungs-zeit von einem Jahr die Lebensqualität von Alzheimer-Patienten und deren Aktivität am Tag verbessern könnten (Hishikawa 2012). Auch in Bezug auf Demenz könnten die neuroprotektiven Effekte von Curcumin in der Lage sein, in deren frühen Stadien den weiteren Verlauf der Erkrankung zu verlangsamen oder gar zu stoppen (Mazzanti 2016).

Der Wirkmechanismus ist zurzeit noch nicht ganz klar, aber offenbar kann Curcumin amyloide Plaques im Gehirn abbauen, indem es die Amyloid-Peptide wieder löslich macht und das Absterben von Neuriten hemmt. Weil Curcumin zudem einer Aggregation von Amyloid-Peptiden vorbeugt, ist Curcumin auf jeden Fall eine Therapieoption, um das Fortschreiten der Alzheimer-Demenz aufzuhalten und eventuell sogar Verbesserungen dieser Erkrankung zu erreichen (Begum 2008).

Zudem kann Curcumin durch die Stimulierung der Neurogenese und des Brain-derived Neurothrophic Factor (BDNF) altersbedingter Kon-zentrations- und Gedächtnisschwäche vorbeugen. Der BDNF hat eine wichtige Rolle beim Schutz existierender Neuronen und Synapsen und fördert das Wachstum neuer. So konnten Forscher des renommierten Salk Institutes in Kalifornien ein Pyrazol-Derivat von Curcumin identifizieren, das die Aktivität der sogenannten Calmodulin-abhängigen Proteinkinase II (CaMKII) verstärkt. Dieses Enzym spielt eine zentrale Rolle bei der Gedächtnisleistung. Im Tierversuch konnte die Gabe dieses Curcuminderivates die Gedächtnisleistung der Tiere deutlich verbessern (Maher 2010). In diesem Zusammenhang sei hier auch eine interessante Studie erwähnt, die den Zusammenhang zwischen dem Curry-Konsum von Asiaten und deren kognitiven Fähigkeiten untersucht hat. Dabei kam heraus, dass diejenigen, die selten oder nie Curry konsumierten, über deutlich schlechtere kognitive Fähigkeiten verfügten als diejenigen, die gelegentlich (einmal in sechs Monaten), häufig (mehr als einmal im Monat) oder sehr häufig (täglich) verzehrten (Ng 2006).

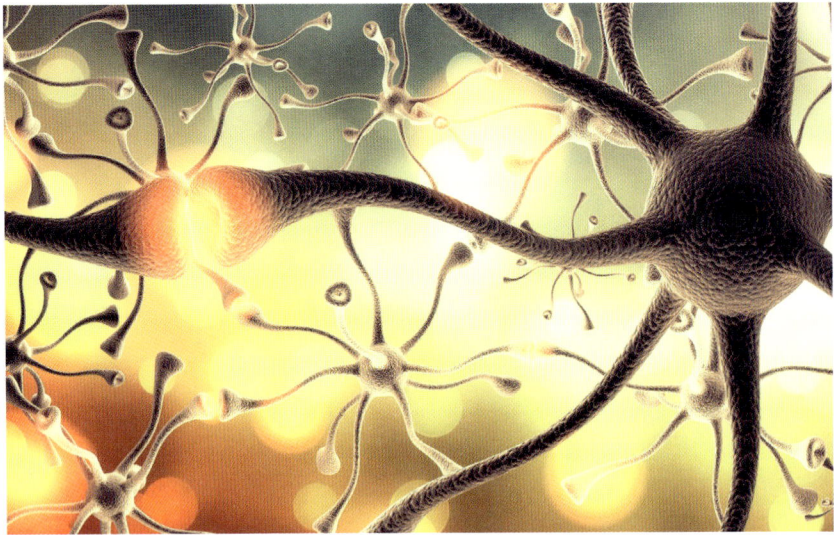

Außerdem ist wegen weiterer positiver Eigenschaften auf die Nervenzellen und dem mit ihnen zusammenhängenden Stoffwechsel Curcumin auch als natürliches Mittel gegen Erschöpfungszustände (Fatigue) und depressive Verstimmungen sinnvoll, wie wir auch schon weiter oben in Bezug auf die Cancer Fatigue gezeigt haben. Curcumin stimuliert nämlich Neurotrophine im Gehirn, also körpereigene Signalstoffe, die den Fortbestand neuronaler Verbindungen sichern. Zudem hemmt Curcumin – ähnlich wie Medikamente gegen Depressionen – das Enzym Monoamino-Oxidase. Dieses Enzym spaltet die sogenannten ‚Glückshormone' Serotonin, Noradrenalin und Dopamin, so dass diese verringert werden (Olivera 2012; Henrotin 2013; Ryan 2013; Wang 2013; Zingg 2013).

Entscheidend für die neuroprotektive Wirkung ist, dass Curcumin wegen seiner Fettlöslichkeit (Lipophilie) zumindest bei Mäusen in der Lage ist, die Blut-Hirn-Schranke zu überwinden (inwieweit das auch für Menschen zutrifft, ist noch nicht abschließend geklärt). Allerdings sorgt der schnelle Metabolismus des Curcumins dafür, dass es bei den Mäusen nach zwei Stunden nicht mehr im Gehirn nachweisbar ist (Purkayastha 2009). Um anhaltende Curcuminkonzentrationen im Gehirn und damit neuroprotektive Effekte zu erreichen, sollte Curcumin daher über einen längeren Zeitraum von mindestens vier Monaten mehrmals täglich verabreicht werden (Begum 2008).

Neuroprotektive Wirkweisen von Curcumin

Förderung der Neurogenese (Bildung neuer Nervenzellen (Neuronen) im Gehirn): Wichtig für Gedächtnis und Konzentration

Aufbau von Signalstoffen im Gehirn (Neutrophine): Wichtig für Gedächtnis und gegen Depressionen, Ängste

Ähnliche Wirkung wie Monoamino-Oxidasehemmer: Stimmungsaufhellende Effekte

Hilft beim Abbau amyloider Plaques im Gehirn, hemmt Absterben von Neuriten: Prävention von Alzheimer und Demenz

Stimulation des Brain-derived Neutrophic Factor (BDNF), ein wichtiger Marker für die mentale Fitness

Antioxidative und antientzündliche Effekte

Magen-Darm-Erkrankungen und Verdauungsbeschwerden

Sowohl die Curcuminoide als auch das im Kurkuma enthaltene ätherische Öl stimulierten den Gallenfluss und förderten damit Fettverdauung und Entgiftung. Dies konnte zumindest bei Nagetieren nachgewiesen werden. In einer Studie wurde bei Kaninchen und Hamstern künstlich die Ausscheidung der Gallensäuren gehemmt und die Bilirubin- und Cholesterinausscheidung erhöht. Nachdem den Tieren Curcumin in die Blutbahn injiziert wurden, kam es wieder zu einer höheren Ausscheidung der Galle. Curcumin erhöhte die antioxidative Kapazität der Leber, verbesserte Leberschädigungen, die z.b. durch Alkohol oder das Schimmelpilzgift Aflatoxin verursacht waren, und senkte die Blutfette (Cholesterin, Triglyzeride). Auch eine antientzündliche Wirkung konnte in verschiedenen Tiermodellen gezeigt werden. Weitere positive Veränderungen, die bei den Nagern unter der Verabreichung von fettreichem Futter beobachtet werden konnten, waren eine antidiabetogene Wirkung, also die Verbesserung der Betazellfunktion und der Insulinresistenz sowie die Verhinderung des Betazelltods, und eine antiatherogene Wirkung. Auch die Säureproduktion im Magen wird durch Curcumin vermindert, wodurch es magenschützend wirkt. Hier ist allerdings zu beachten, dass es bei einer langfristigen Gabe von Curcumin auch zu einer Abnahme der Produktion von Magenschleim kommen kann.

Curcumin hat zudem eine positive Wirkung auf die Darmflora, das Mikrobiom: Es erhöht die Barrierefunktion des Darms, wodurch die Zellen dort weniger Schädigungen ausgesetzt sind. Potenziell gefährliche Stoffe aus der Nahrung können die Darmwand gar nicht erst passieren. Durch sein hohes antioxidatives Potenzial werden Entzündungen im Darm durch Curcumin effektiv bekämpft. Dies ist auf die Eigenschaft zurückzuführen, dass Curcumin Immunzellen aktiviert und so zu einer effektiveren Immunabwehr beiträgt. Die sogenannten großen Fresszellen, Makrophagen, werden angelockt und können den Entzündungsherd bekämpfen (McFadden 2015, Carrera-Quintanar 2018).

Auch in Humanstudien konnten bereits einige positive Wirkungen von Curcumin auf den Verdauungstrakt nachgewiesen werden. In einer Studie konnte die gallenblasenkontrahierende Wirkung nach der Einnahme von

20 mg Curcumin sonographisch nachgewiesen werden (Rasyid und Lelo 1999). Diese gallenblasenkontrahierende Wirkung ist dosisabhängig, wie die Autoren in einer weiteren Studie gezeigt haben. Danach reduzierten 40 mg Curcumin das Gallenblasenvolumen um 50 Prozent, 80 mg Curcumin um 72 Prozent (Rasyid 2002). Im Umkehrschluss heißt das, dass durch Curcumin mehr Gallensäuren ausgeschüttet werden und sich die Gallenblase entleert. Die Gallensäuren binden sich an die Fettmoleküle im Darm und erleichtern deren Aufnahme über die Darmschleimhaut. Gerade nach fettreichem Essen kann Curcumin also zur Linderung von Verdauungsbeschwerden wie Blähungen und Völlegefühl beitragen.

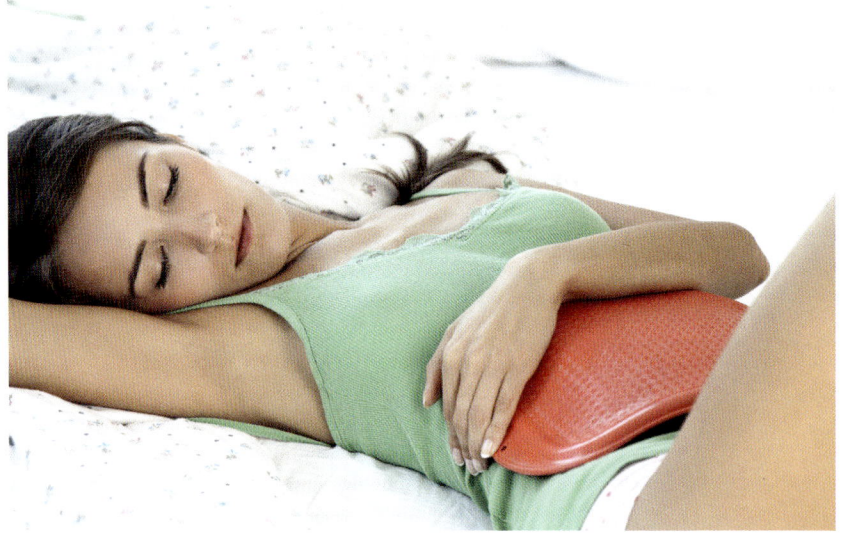

Übrigens konnte an jungen Männern auch gezeigt werden, dass nach Einnahme von Curcumin die Acetaldedhydkonzentration im Blut nach dem Genuss von 0,5 ml/kg Alkohol signifikant geringer ist als ohne Curcumineinnahme (Sasaki 2011). Dieses Zwischenprodukt beim Abbau von Alkohol ist nicht nur für den morgendlichen Kater verantwortlich, es hat langfristig auch schädliche Auswirkungen auf Leber und Herz.

Auch bei chronisch-entzündlichen Darmerkrankungen scheint Curcumin aufgrund seiner antioxidativen Eigenschaften eine positive Wirkung zu entfalten, wie bereits im Abschnitt zu den entzündlichen Erkrankungen angemerkt wurde. In einer Pilotstudie wurden fünf Patienten mit Colitis ulcerosa und fünf Patienten mit Morbus Crohn für einen Monat mit zweimal täglich 550 mg und dann für einen weiteren Monat mit dreimal täglich 550 mg Curcumin behandelt. Bei allen Proktitispatienten und bei vier der fünf Morbus-Crohn-Patienten verbesserten sich die Entzündungsparameter wie die Sedimentationsrate und das C-reaktives Protein (CRP). Zudem benötigten sie weniger Medikamente (Holt 2005). Eine aktuelle indonesische Metaanalyse hat jetzt drei placebokontrollierte Studien zusammengefasst, welche die Wirkung von Curcumin bei der chronisch-entzündlichen Darmerkrankung Colitis ulcerosa untersuchten. Danach schnitt Curcumin sowohl in Bezug auf die Verkürzung des aktiven Schubs als auch im Hinblick auf die Verlängerung der Remission signifikant besser ab als das Placebo. Insofern scheint Curcumin auch als therapiebegleitende Maßnahme bei der Behandlung von Colitis-ulcerosa-Patienten sinnvoll zu sein (Simadibrata 2017).

Auch bei Magen- und Duodenalgeschwüren (also einem Geschwür in der Schleimhaut des Zwölffingerdarms) wirkt sich die Gabe von Curcumin offenbar positiv aus. So erhielten Patienten mit einem solchen Geschwür 12 Wochen lang täglich 750 mg Kurkuma oder ein Arzneimittel zur Neutralisierung der Magensäure (Antazidum). Die endoskopische Untersuchung ergab, dass 71 Prozent der Patienten aus der Kurkumagruppe und 94 Prozent aus der Antazidum-Gruppe geschwürfrei waren (Kositchaiwat 1993). Diese positiven Effekte werden in einer anderen Studie bestätigt, bei der die Patienten drei Gramm Curcumin pro Tag erhielten. Danach waren nach vier Wochen bei der Hälfte der Patienten die Magen- und Duodenalgeschwüre abgeheilt (Prucksunand 2001).

Reizdarm-Syndrom

Rund 12 Millionen Deutsche leiden unter dem sogenannten Reizdarm-syndrom (RDS), davon mehr Frauen als Männer. Die Symptome dieser Darmfunktionsstörung sind für die Betroffenen äußerst unangenehm. Sie variieren zwischen Schmerz, Verstopfung, Durchfall und Blähungen. Das Problem: Trotz gründlicher ärztlicher Untersuchungen findet sich keine körperliche Ursache. Man vermutet, dass unter anderem Schäden an der Darmbarriere (Leaky Gut), Veränderungen der Darmflora oder Nahrungs-mittelunverträglichkeiten für den Reizdarm verantwortlich sind.

In diversen Studien konnte gezeigt werden, dass Kurkuma sich bei Reiz-darm positiv auswirkt. Ob für diese Wirkung das Curcumin oder darüber hinaus auch die ätherischen Öle der Kurkuma-Wurzel verantwortlich sind, ist noch nicht klar. Eine Studie mit Mäusen hat gezeigt, dass Curcumin durch die Regulierung von Neurotransmittern sowohl im Gehirn als auch im peripheren Darmsystem eine positive Wirkung bei Reizdarm ausübt (Yu 2015). Zumindest konnte in einer randomisierten, doppelblinden Studie an 116 Patienten mit Reizdarmbeschwerden nach einer siebentägi-gen Behandlung mit zwei Gramm Kurkuma-Pulver aus der getrockneten Wurzel eine signifikante Verbesserung der Beschwerden festgestellt werden (Thamlikitkul 1989). Auch in drei weiteren anderen Studie mit insge-samt 868 Reizdarm-Patienten verbesserten sich die Beschwerden und die krankheitsspezifische Lebensqualität durch die Behandlung mit Kurkuma (Bundy 2004).

Herz-Kreislauf-Erkrankungen – Atherosklerose

D ie Atherosklerose ist eine der am häufigsten vorkommenden Art von Herz-Kreislauf-Erkrankungen und damit einer der wichtigsten Ursachen für die Sterblichkeit der Bevölkerung der westlichen Bevölkerungen. Bei der Pathogenese spielen Störungen des Fettstoffwechsels, Entzündungsprozesse an den Arterienwänden und eine krankhafte Blutplättchenaggregation eine wichtige Rolle. Und alle drei pathogenen Mechanismen werden von Curcumin adressiert (Menon u. Sudheer 2007). Daher ist Curcumin eine ausgezeichnete natürliche Therapieoption für die Prävention und adjuvante Behandlung von Herz-Kreislauf-Erkrankungen. Eindrucksvoll gezeigt werden konnte dies an 121 Patienten, die drei Tage vor bis fünf Tage nach einer Bypass-Operation entweder 4 mg Curcumin pro Tag oder ein Placebo erhielten. Ergebnis: Die Herzinfarktinzidenz in der Placebogruppe lag bei 30 Prozent, während sie in der Curcumingruppe nur 13 Prozent betrug. Zudem waren in der Curcumingruppe die postoperativen Serumkonzentrationen von entzündlichen und oxidativen Stress-Markern geringer als in der Placebogruppe (Wongcharoen 2012).

Fettstoffwechselstörung

Die Ablagerung von Cholesterin und anderen fettreichen Substanzen in Form von Schaumzellen an den Gefäßwänden ist charakteristisch für die Pathogenese der Atherosklerose. Pathogen ist allerdings weniger die Menge des LDL-Cholesterins als dessen Oxidation. Curcumin ist in der Lage, die oxidativen Schäden am LDL-Cholesterin und an den Blutgefäßwänden zu reduzieren. So weisen mehrere Studien darauf hin, dass Curcumin die Oxidation von LDL-Cholesterin verhindern kann, bis zu 85 Prozent und damit stärker als Ascorbinsäure (Naidu 2002).

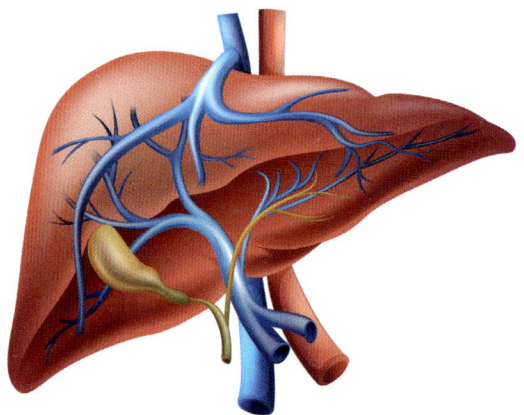

Auch wenn einer Vergleichsstudie mit Vitamin E (200 I.E. pro Tag) zufolge nur eine geringe Erhöhung der antioxidativen Kapazität im Blut nach Einnahme von Curcumin (0,5 g bzw. 6 g Curkumin pro Tag) nachweisbar war, so senkte Curcumin doch im Gegensatz zum Vitamin E das Cholesterin und die Triglyceride im Serum (Pungcharoenkul 2011). In einer anderen Studie hat sich wiederum nach einer 45-tägigen Einnahme von 20 mg Curcumin pro Tag die antioxidative Kapazität im Blut signifikant erhöht

(Ramirez-Bosca 1995). Auch das Verhältnis Apo B/Apo A (Ramirez-Bosca 2000a) und das Fibrinogen im Plasma (Ramirez-Bosca 2000b) hatte sich verbessert, was als Hinweis auf eine antiatherogene Wirkung interpretiert werden kann.

Zudem reduziert Curcumin überschüssiges arterienblockierendes Cholesterin. So konnte eine Studie zeigen, dass die Einnahme von 500 mg Curcumin pro Tag bereits nach einer Woche die Lipidperoxidase im Serum um 33 Prozent und das Gesamt-Cholesterin um 12 Prozent verringerte. Gleichzeitig stieg das gesunde HDL-Cholesterin um 39 Prozent an (Soni et Kuttan 1992). Neben der antioxidativen Wirkung ist die positive Wirkung des Curcumins auf den Fettstoffwechsel vermutlich auch darauf zurückzuführen, dass Curcumin in der Leber die Produktion von Proteinen fördert, welche LDL-Partikel binden und sie aus dem Körper transportieren. Auch die gallentreibende Wirkung des Curcumins spielt hier eine Rolle, denn so kann überschüssiges Cholesterin leichter aufgespalten und ausgeschieden werden (Aggarwal 2011). Allerdings sind die Ergebnisse anderer Studien etwas widersprüchlich. So erhielten Patienten mit einer Fettstoffwechselstörung in einer randomisierten und doppelblinden Cross-Over-Studie über 30 Tage entweder 1 g Curcumin pro Tag oder ein Placebo. Hier kam es nur zu einer Abnahme des Serum-Triglyceridspiegels, nicht aber des Cholesterins (Mohammadi 2013). Auch in einer Studie mit Senioren konnte in einer randomisierten, doppelblinden, placebokontrollierten Studie kein Einfluss des Curcumins auf die Triglyzerid- und Cholesterinwerte im Blut beobachtet werden (Baum 2007). Dagegen zeigte eine andere randomisierte und doppelblinde Studie an Patienten mit akutem Koronarsyndrom, die über zwei Monate entweder Curcumin oder ein Placebo erhielten, dass Curcumin das Gesamtcholesterin und das LDL-Cholesterin senkte (Alwi 2008). Eine aktuelle Meta-Studie, welche die Wirksamkeit und Sicherheit von Kurkuma und Curcumin bei der Senkung der Blutfette bei Patienten mit einem Risiko für kardiovaskuläre Erkrankungen bewerten sollte, kam zumindest zu dem Schluss, dass Kurkuma und Curcumin Patienten mit erhöhtem kardiovaskulären Risiko durch Verbesserung der Serumlipidspiegel einen gewissen Schutz bietet (Qin 2017).

Es wird vermutet, dass die bisher eher verhaltenen Ergebnisse in Bezug auf die cholesterinsenkende Wirkung von Curcumin auf dessen geringe Bioverfügbarkeit zurückzuführen sind. Denn ein systematisches Review zur blutfettsenkenden Wirkung von Curcumin, das fünf verschiedene Studien analysiert hat, kommt zu dem Ergebnis, dass sich eine blutfettsenkende Wirkung nur in der Studie gezeigt hat, bei der die Bioverfügbarkeit des Curcumins deutlich erhöht wurde (Sahebkar 2013). Mit anderen Worten: Auch hier zeigt sich, dass die therapeutische Anwendung von Curcumin nur mit hochwertigen Präparaten möglich ist, bei der die Bioverfügbarkeit des Curcumin verbessert wurde. Hierauf werden wir weiter unten noch ausführlicher eingehen. Neuere Studien zeigen zudem, dass Curcumin die cholesterinsenkende Wirkung bereits anerkannter natürlicher Wirkstoffe z.B. von Pflanzensterinen verbessern kann. So ergab eine doppelblinde, randomisierte, placebokontrollierte Studie an Personen mit Hypercholesterinämie, dass die gemeinsame Gabe von Curcumin und Phytosterin eine größere cholesterinsenkende Wirkung hat als die alleinige Phytosterin-Therapie (Ferguson 2018).

Thrombozytenaggregations-hemmung

Neben der ‚Verkalkung' der Gefäßwände ist die ‚Verklumpung' des Blutes bzw. der der Blutplättchen (Thrombozyten) ein weiterer Risikofaktor für Herz-Kreislauf-Erkrankungen. Wenn die Thrombozyten miteinander verkleben, bildet sich ein Blutpfropf oder Thrombus, der in Herz, Hirn oder Lunge zur tödlichen Gefahr werden kann. Bei bestimmten Gruppen von Menschen ist die Neigung der Blutplättchen, sich ohne Notwendigkeit zu aktivieren und zu verklumpen, größer. So nimmt diese Gefahr mit zunehmendem Alter zu, ist aber auch bei Rauchern, Diabetikern, Vielfliegern oder Menschen mit Bluthochdruck oder Übergewicht feststellbar. Millionen von Menschen nehmen deshalb täglich blutverdünnende Medikamente wie ASS, bei denen sie jedoch mögliche Nebenwirkungen wie Blutungsneigung und Magen-Darm-Schädigungen in Kauf nehmen müssen.

Seit Langem weiß man, dass viele sekundäre Pflanzenstoffe die Neigung der Thrombozyten, sich zu verklumpen, vermindern und so als natürliche Thrombozytenaggregationshemmer fungieren. Dies ist ein Grund dafür, dass man möglichst viel Gemüse und auch Obst essen sollte. Der Verzehr von fünf Portionen Obst und Gemüse pro Tag senkt Studien zufolge tatsächlich das Risiko von Herz-Kreislauf-Krankheiten. Besonders effektiv hemmen zum Beispiel Tomaten die Blutplättchenaggregation. Daher gibt es hier bereits natürliche Präparate mit einem speziell aufbereiteten Tomatenextrakt, die ähnlich wirken wie ASS, allerdings ohne deren Nebenwirkungen (z.B. Thromboflow®). Und auch Curcumin ist in der Lage, die Blutplättchenaggregation zu hemmen, indem es bestimmte Rezeptoren blockiert, die eine Aktivierung der Thrombozyten auslösen. Während ASS zum Beispiel auf den Rezeptor der Cyclooxygenase (COX) wirkt, beeinflusst Curcumin den Promotor Thromboxan (Miriyala 2007) sowie in gewisser Hinsicht auch ADP und Kollagen, wie in der Abbildung 8 zu sehen ist (Shah 1999, Srivastava 1995).

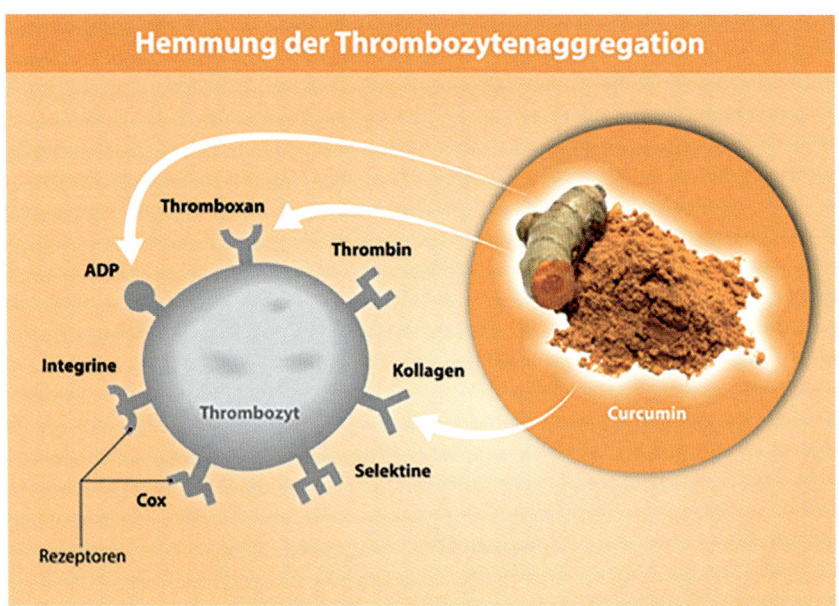

Abb. 8: Thrombozyten-Rezeptoren, die durch Curcumin adressiert werden

Diabetes mellitus

D er Diabetes mellitus Typ 2 ist neben Übergewicht, hohen Blutfettwerten und Bluthochdruck eine der vier Erkrankungen des ‚tödlichen Quartetts', nämlich des Metabolischen Syndroms. Diabetes ist laut Angaben der Weltgesundheitsorganisation WHO mit rund 350 Millionen Betroffenen eine der weltweit am weitesten verbreiteten Krankheiten. Allein in Deutschland gibt es rund sechs Millionen Diabetiker. Die häufigste Diabetesform ist der Typ 2, bei der die Empfindlichkeit der Körperzellen auf das Hormon Insulin nach und nach abnimmt. Insulin sorgt dafür, dass Traubenzucker (Glukose) aus den Blutbahnen in die Zellen befördert und dort zur Energiegewinnung bereitgestellt wird. Werden die Zellen bei Typ2-Diabetes zunehmend unempfindlich gegenüber Insulin, wird weniger Glucose in die Zellen befördert mit der Folge, dass der Blutzuckerspiegel ansteigt. Der hohe Blutzuckerspiegel kann mittel- bis langfristig zu schwerwiegenden Folgeschäden führen, allen voran zu Herz-Kreislauf-Erkrankungen wie Herzinfarkt und Schlaganfall, Netzhaut-, Nerven- und Nierenschäden sowie dem Diabetischen Fuß. Zu den Risikofaktoren für den Diabetes Typ 2 zählen insbesondere die genetische Veranlagung, Übergewicht, falsche Ernährung und Bewegungsmangel. Zwar sind meist ältere Menschen betroffen, es erkranken aber erschreckenderweise auch zunehmend jüngere Menschen und sogar Kinder. Da Diabetes in der Regel schleichend entsteht und meist zunächst keine akuten Beschwerden verursacht, wird die Erkrankung oft erst spät erkannt.

Behandlung

Dass Curcumin die Regulierung des Blutzuckerspiegels unterstützt, wurde bereits Anfang der 70er-Jahre des letzten Jahrhunderts gezeigt (Srinivasan 1972). Danach konnte sich die diabetische Stoffwechsellage bei einem insulinpflichtigen Diabetiker durch die Einnahme von fünf Gramm Kurkumapulver normalisieren und war auch nach drei Monaten immer noch im Normbereich. Mittlerweile offenbaren immer mehr Studien, dass sich Curcumin sehr positiv auf einen erhöhten Blutzuckerspiegel auswirkt. So konnte in Tierversuchen nachgewiesen werden, dass Kurkuma die Insulinempfindlichkeit der Zellen verbessert, wodurch weniger Insulin benötigt wird. In einer anderen Studie wurde bei Diabetikern nach der

Gabe von sechs Gramm Curcumin oder eines Placebos ein oraler Glukose-toleranztest durchgeführt. Ergebnis: Curcumin senkte den Insulinspiegel, beeinflusste den Glukosespiegel jedoch nicht (Wickenberg 2010). Auch eine Übersichtsarbeit aus dem Jahr 2013, bei der Daten aus 13 Forschungsjahren analysiert wurden, kommt zu dem Ergebnis, dass Curcumin in die Diabetes-Therapie mit einbezogen werden sollte (Dong-wei 2013). Curcumin verbessert vermutlich die Insulinempfindlichkeit der Zellen, so dass mehr Blutzucker aus dem Blut in die Zellen befördert werden kann.

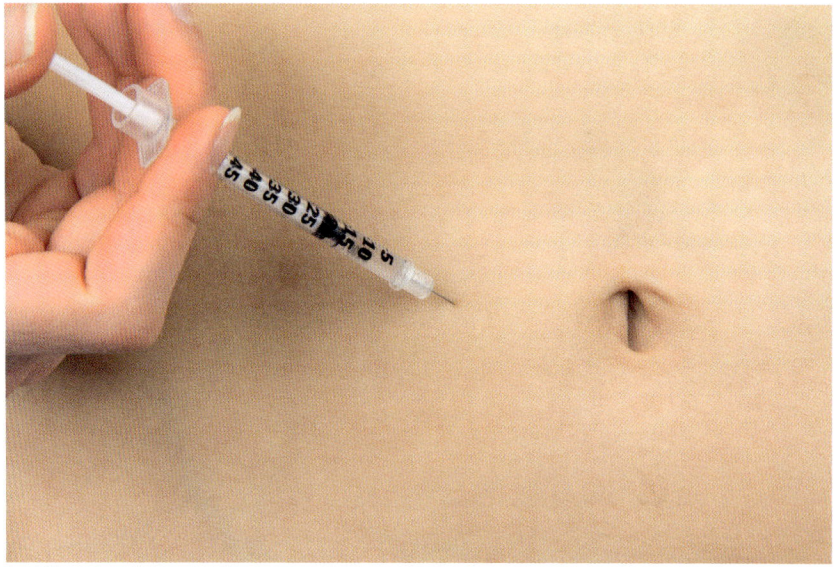

Und noch bei einem weiteren problematischen Mechanismus des Diabetes scheint Curcumin anzusetzen: Bei Diabetikern kommt es zu einer übermäßigen Aktivität bestimmter Immunzellen, der T-Zellen, die dazu führt, dass bei Typ-1-Diabetikern insulinproduzierende Betazellen der Bauchspeicheldrüse zerstört werden. Argentinische Forscher fanden heraus, dass Curcumin die Aktivität dieser T-Zellen reduziert und so die für Diabetes Typ 1 typische Autoimmunreaktion offenbar abmildert (Castro 2014).

Prävention

Auch bei der Vorbeugung von Diabetes kann Curcumin hilfreich sein. Daher ist die präventive Einnahme bei Risikogruppen durchaus zu empfehlen. Denn mehrere Studien konnten zeigen, dass die orale Supplementierung mit Curcumin die durch falsche Ernährung induzierte Entwicklung von Typ-2-Diabetes abschwächt. So nahmen zum Beispiel in einer Studie, die im Jahr 2012 in Diabetes Care veröffentlicht wurde, Personen mit einer Diabetesvorstufe über neun Monate entweder sechs Kapseln mit je 250 mg Curcumin oder ein Placebo. Ergebnis: Die Probanden, die das Curcumin genommen hatten, entwickelten seltener einen manifesten Diabetes als die Placebo-Gruppe. Nicht nur die Insulinresistenz wurde abgeschwächt und die Funktion der insulinproduzierenden Betazellen verbessert – auch die Entzündungswerte gingen zurück. Demgegenüber waren diese Marker in der Placebo-Gruppe kontinuierlich gestiegen (Chuengsamarn 2012).

Folgeerkrankungen

Wie eingangs erwähnt, führt ein Diabetes mellitus mittel- bis langfristig zu schwerwiegenden Komplikationen. Studien haben gezeigt, dass bei Diabetikern, die über einen längeren Zeitraum regelmäßig Curcumin einnahmen, die Diabetes-Folgeerkrankungen weniger stark ausgeprägt waren. Ein großes Problem sind die durch einen hohen Blutzuckerspiegel ausgelösten Schäden der Blutgefäße, die wiederum viele Folgeerkrankungen nach sich ziehen wie verzögerte Wundheilung (Diabetischer Fuß), verminderte Durchblutung und Netzhautschäden. Dass Curcumin auf die Wände der Blutgefäße, das Endothel, positiv wirkt, zeigt zum Beispiel eine randomisierte, placebokontrollierte Studie an 72 Patienten mit einem

Diabetes mellitus Typ II, die über 8 Wochen täglich entweder 0,6 g Curcumin, 10 mg Atorvastatin oder ein Placebo erhielten. Das Faszinierende: In der Curcumingruppe besserte sich die Endothelfunktion genauso wie in der Statingruppe (Usharani 2008).

Eine andere Studie wurde an Patienten mit einer diabetischen Mikroangiopathie durchgeführt. Dabei handelt es sich um eine besondere Art der Arteriosklerose der kleinen Blutgefäße (Kapillaren). Besonders betroffen sind meist Nieren, Augen, Herz und Gehirn. Die Patienten erhielten über vier Wochen entweder 200 mg Curcumin pro Tag oder eine konventionelle Therapie. Auch hier zeigte sich, dass Curcuma eine sehr positive Wirkung auf die Blutgefäße hat: In der Curcumingruppe verbesserte sich der Blutfluss in den Füßen stärker und auch die Beinödeme waren kleiner als in der Kontrollgruppe (Appendino 2011). Diese Ergebnisse wurden in einer weiteren Studie bestätigt, bei der 38 Patienten mit nachgewiesener Retino- und Mikroangiopathie, deren Diabetes-Erkrankung schon mindestens fünf Jahre bestand, zusätzlich zur konventionellen Therapie ebenfalls über vier Wochen 200 mg Curcumin pro Tag verabreicht wurde. Die vergleichbare Kontrollgruppe erhielt nur die Standardtherapie. Nach einem Monat blieben die Befunde in der Kontrollgruppe unverändert, während sich in der Curcumingruppe zeigte, dass die klinischen Marker der Mikroangiopathie gemessen an der venoarteriellen Gefäßreaktion und der Abnahme der peripheren Ödeme deutlich gebessert waren. Mithilfe eines hochauflösenden Duplex-Scans konnte anhand der Steigerwalts-Skala eine Abnahme des Augenhintergrundödems festgestellt werden. Auch beim Retinaödem konnte anhand der Snellen-Skala eine Abnahme und damit eine Verbesserung der Sehfähigkeit konstatiert werden (Steigerwalt 2012).

Übergewicht

Seit einiger Zeit hört man immer wieder davon, dass Curcumin auch die Gewichtsreduktion unterstützen soll. Ist dies nun eine Marketing-Story oder ist da etwas dran? Auch wenn die Forschung zum genauen Einfluss von Curcumin auf die Insulin-Resistenz, den Blutzuckerspiegel und den Fettstoffwechsel noch am Anfang steht, kann davon ausgegangen werden, dass Curcumin aufgrund seiner gallentreibenden Wirkung die Fettverdauung anregt, so dass Fette schneller aus dem Körper geleitet werden und sich weniger im Körper einlagern. Konkret hemmt Curcumin die Synthese der Fettsäuren und damit den Aufbau der Fettzellen.

Vor dem Hintergrund, dass Fettzellen bei einer Gewichtszunahme entzündungsfördernde Botenstoffe – sogenannte Adipokine – produzieren und dadurch eine subklinische Entzündung ('Silent inflammation') auslösen, ist die antientzündliche Wirkung von Curcumin von besonderer Bedeutung: Gelangt Curcumin vom Darm ins Blut, wird es auf Grund seiner Fettlöslichkeit vor allem im Fettgewebe gespeichert. Dort verhindert Curcumin einen übermäßigen Ausstoß dieser Entzündungs-Botenstoffe. Neuere wissenschaftliche Untersuchungen zeigen, dass Curcumin direkt mit weißem Fettgewebe interagiert, um diese chronische Entzündung zu unterdrücken. Denn neben der antioxidativen Aktivität hemmt Curcumin im Fettgewebe unter anderem die Expression bestimmter proinflammatorischer Adipokine und fördert auf der anderen Seite die Expression von Adiponektin, dem Hauptentzündungshemmer, der von Fettzellen (Adipozyten) produziert wird. Man geht davon aus, dass Curcumin durch diese verschiedenen Mechanismen Fettleibigkeit reduziert und die negativen gesundheitlichen Auswirkungen von Fettleibigkeit eindämmt (Bradford 2013, Carrera-Quintanar 2018).

In einem Versuch mit Mäusen konnte gezeigt werden, dass Curcumin durch die Hemmung der Angiogenese, also der Ausbildung von Blutgefäßen, die Blutversorgung des neu entstehenden Fettgewebes behindert: Mäuse, die über zwölf Wochen fettreich ernährt wurden, verzeichneten bei gleichzeitiger Gabe von Curcumin eine geringere Gewichtszunahme sowie geringere Blutzucker-, Cholesterin- und Triglyzeridspiegel als die Mäuse, die kein Curcumin erhalten hatten (Ejaz 2009).

Hautkrankheiten

Zwar ist die Studienlage im Hinblick auf den Einsatz von Curcumin bei Hauterkrankungen noch nicht so umfangreich wie bei den anderen besprochenen Therapiegebieten, aber auch hier gibt es vielversprechende Hinweise, dass Curcumin sich positiv auswirken könnte (Nguyen 2013). Wir beziehen uns bei den folgenden Erkrankungen auf die innerliche Anwendung, aber es gibt auch Untersuchungen, vor allem aus dem asiatischen Raum, nach denen die topische Anwendung von Curcumin-Zubereitungen in bestimmten Fällen eine Linderung bewirken kann. Der Einsatz von Curcumin bei Hauterkrankungen kann zumindest eine zusätzliche Option sein, wenn Patienten mit der konventionellen Medikation keine Besserung erreichen konnten.

Psoriasis

Die Schuppenflechte (Psoriasis) ist eine chronische, entzündliche, zellver-
mittelte Erkrankung, an der die Haut und manchmal Gelenke, Knochen,
Sehnen, Bänder, Nägel und Schleimhäute beteiligt sind. Es handelt sich
um eine häufig auftretende, gutartige Erkrankung, die fast immer chronisch verläuft. Typisch sind die scharf begrenzten, roten, erhabenen, mit
silberweißen Schuppen bedeckten Hautstellen, die auch jucken können.
Zwar ist die Psoriasis bisher nicht heilbar, aber es gibt Möglichkeiten, die
Symptome zu lindern.

Hier hat sich in den letzten Jahren durch immer mehr Studien auch
der mögliche Einsatz von Curcumin bei der Behandlung von Psoriasis
herauskristallisiert (Nardo 2018). Ein wichtiger Grund ist die antioxidative Eigenschaft des Curcumins, mit welcher der oxidative Stress von
psoriatischen Läsionen reduziert werden kann (Barygina 2013). Zudem
können mit Curcumin bestimmte Enzyme gehemmt werden, die bei
Psoriasis-Patienten erhöht sind, wie Phosphorylase-Kinasen (Reddy 1994,
Heng 2000). Auch die antientzündlichen Eigenschaften von Curcumin
wirken sich hier positiv aus. So kann Curcumin die Proliferation von
psoriatischen Zellen hemmen, indem es proinflammatorische Zytokine wie
IL 17, TNFα und andere herunterreguliert. Auf der anderen Seite reguliert
Curcumin bestimmte Hautproteine wie Involucrin und Filaggrin hoch und
verbessert so signifikant die Hautbarrierefunktion (Varma 2017). In einer
Tierstudie konnte noch ein weiterer positiver Effekt von Curcumin auf
Psoriasis nachgewiesen werden, nämlich die Hemmung der Kaliumkanäle,
die auf T-Zellen exprimiert werden und am Ausbruch der Psoriasis beteiligt
zu sein scheinen. In dieser Studie konnten die entzündungshemmenden
Eigenschaften von Curcumin bestätigt werden. Die Entzündungsfaktoren
im Serum der mit Curcumin behandelten Mäuse nahmen um mehr als

50 Prozent ab (Kang 2016). Wichtig ist noch zu erwähnen, dass in keiner In-vivo-Studie Nebenwirkungen von Curcumin bei der Behandlung von Psoriasis-Patienten festgestellt werden konnten (Kurd 2008, Blumenthal 2000).

Sklerodermie

Die systemische Sklerodermie ist eine Autoimmunkrankheit aus der Gruppe der Kollagenosen, die zu einer langsam zunehmenden Verhärtung des Bindegewebes führt. Diese kann nicht nur die Haut, sondern auch innere Organe wie Magen-Darm-Trakt, Lunge, Herz und Nieren betreffen. Dabei verändern sich kleine Blutgefäße und das Bindegewebe entzündlich und es treten bestimmte Eiweißmoleküle (Autoantikörper) im Blut auf. Im Rahmen der Entzündungsreaktion werden neben entzündungsfördernden Botenstoffen auch Wachstumsfaktoren wie TGF-β freigesetzt, welche die Bindegewebszellen (Fibroblasten) dazu anregen, vermehrt Kollagenfasern zu bilden.

Dass Curcumin antifibrotische Aktivität entfaltet, also gegen die krankhafte Vermehrung von Bindegewebe (Fibrose) helfen bzw. diese Entwicklung stabilisieren oder verlangsamen kann, wurde bereits für Lungenfibroblasten aufgezeigt. So konnte nachgewiesen werden, dass Curcumin bei Sklerodermie-Lungenfibroblasten den Zelltod (Apoptose) verursacht, nicht jedoch bei den normalen Lungenfibroblasten (Tourkina 2004). Zudem unterdrückt Curcumin den Wachstumsfaktor TGF-β, ein Signalmolekül, das an der Entwicklung der Sklerodermie beteiligt ist (Song 2011).

Vitiligo

Vitiligo (Leucopathia acquisita), auch als Weißfleckenkrankheit oder Scheckhaut bezeichnet, ist eine Erkrankung, bei der es stellenweise zu einem Verlust des braunen Hautpigments Melanin kommt. Die Ursachen dieser Pigmentstörung sind noch nicht genau bekannt. Neben einer erblichen Veranlagung können Fehlregulationen des Immunsystems eine Rolle spielen, bei denen Hautzellen, die Melanin herstellen (Melanozyten), autoimmun blockiert oder zerstört werden. Die Erkrankung tritt häufig zusammen mit anderen Autoimmunerkrankungen wie Schilddrüsenerkrankungen oder Diabetes auf. Zwar bedeuten die Hautveränderungen normalerweise kein gesundheitliches Problem, aber viele Betroffene empfinden sie jedoch als optisch störend. Vitiligo ist zwar nicht heilbar, aber behandelbar.

Eine Option könnte Curcumin sein. Denn zumindest bei einer Studie an asiatischen Patienten konnte Curcumin den Pigmentverlust der Haut verhindern, indem es den oxidativen Stress in den Melanozyten vermindert hat. Dies führte dazu, dass die Melanogenese, also die Produktion des Hautpigments Melatonin, wieder aufgenommen und die Repigmentierung stattfinden konnte (Schallreuter 2006). In späteren Zellversuchen konnte dies bestätigt werden (Becatti 2010, Natarajan 2010).

Hautkrebs

Über die antikanzerogenen Effekte des Curcumins haben wir in diesem Buch ja bereits mehrfach gesprochen. Auch bei Hautkrebs haben Studien das antikanzerogene Potenzial des Curcumins aufgezeigt. Insbesondere beim Melanom, der tödlichsten Form von Hautkrebs mit weltweit etwa 48.000

Todesfällen pro Jahr, gibt es zunehmend Hinweise darauf, dass einzelne Nähr-stoffe oder Ernährungsmuster eine wichtige Rolle bei der Prävention spielen könnten. So hat offenbar auch Curcumin das Potenzial, entartete Hautzellen einzudämmen (Nabavi 2018). Studien haben gezeigt, dass Curcumin Mecha-nismen triggert, die zum einen das Wachstum von Hautkrebszellen mindern als auch den programmierten Zelltod (Apoptose) bei Krebszellen auszulösen können. Dabei ist die Hemmung des Wachstums von der eingesetzten Dosis der Curcuminoide abhängig. Es sollte entweder eine hohe Dosis für kurze Zeit oder eine geringe Menge für längere Zeit auf die Zellen einwirken, um den Tod der Hautkrebszellen (Apoptose) auszulösen. Der dahinterstehende Mechanismus ist die Hemmung des Transkriptionsfaktors NF-kB sowie die Aktivität des Proteins IKK, das NF-kB einschaltet. Das Einwirken von Curcumin auf diesen kombinierten Gen-Enzym-Komplex kann letztlich zum Absterben der Haut-Krebszellen führen (Jiang 2015, Wu 2017).

Auch reaktive Sauerstoffradikale spielen eine Schlüsselrolle bei Curcumin-induzierter DNA-Schädigung, Apoptose und Zelltod. Wir haben ja bereits weiter oben erwähnt, dass Curcumin auch prooxidative Effekte hat. Und genau diese prooxidative Aktivität ist bei einem Melanom von Nutzen. So konnte in einer In-vitro-Studie ein Beweis dafür geliefert werden, dass Curcumin DNA-Schäden, Apoptose und Zytotoxizität über diese prooxi-dative Aktivität in dosisabhängiger Weise sowohl in Krebszellen als auch in normalen Zellen induzierte und diese Aktivitäten in Krebszellen höher waren als in normalen Zellen (Kocyigit 2017).

Herausforderung
Bioverfügbarkeit

B isher konnte der therapeutische Nutzen von Curcumin nicht voll ausgenutzt werden, da fettlösliches Curcumin eine sehr geringe Bioverfügbarkeit aufweist. Gründe dafür sind die schlechte Wasserlöslichkeit, eine schlechte Absorption, der Metabolismus sowie eine rasche Elimination. Oral aufgenommenes natürliches Curcumin wird zu 90 Prozent mit dem Stuhl wieder ausgeschieden (s. Abb.).

Um es vorab zu sagen: Man müsste Unmengen Kurkuma essen, um an die arzneiliche Wirksamkeit von Curcumin-Kapseln heranzukommen. Denn nur zwei bis fünf Prozent des Kurkumapulvers sind medizinisch wirksames Curcumin. Auch die Empfehlung, man solle das Kurkuma mit einer fettigen Substanz wie Öl kombinieren, ist nicht zielführend. So wurde die Aufnahme von Curcumin, das in den essentiellen Ölen der Kurkumapflanze aufgelöst wurde, in einer Dosierung von 180 mg Curcumin über einen Zeitraum von 29 Tagen verabreicht. Es konnten weder Curcumin noch dessen Abbauprodukte im Blut oder Urin gemessen werden (Sharma 2001). In den Ursprungsländern üblich ist die Aufnahme von Kurkuma, genauer gesagt von Kurkumapulver aus den sorgfältig getrockneten und fein gemahlenen Rhizomen. Aus diesem feinen Pulver kann das Curcumin schon etwas besser aufgenommen (resorbiert) werden als aus dem ganzen Rhizom. Allerdings ist die Resorption und damit die Bioverfügbarkeit von Curcumin so noch nicht optimal. Früh schon wurden daher – ob intuitiv oder aus empirischem Wissen – dem Kurkumapulver scharfe Gewürze, meist Pfeffer, hinzugefügt, um die Resorption und die Bioverfügbarkeit des Curcumins zu verbessern.

Schematische Darstellung
der Hindernisse nach dem Verzehr von Curcumin

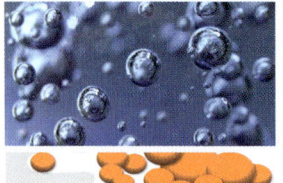

Natürliches Curcumin ist als hydrophobes Polyphenol nur schwer wasserlöslich und damit therapeutisch wenig wirksam.

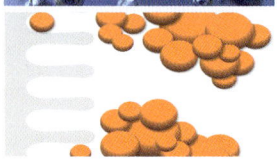

Zudem hohe Instabilität und schneller Zerfall bei normalen physiologischen pH-Wert
➡ geringe Absorptionsfähigkeit im Darm

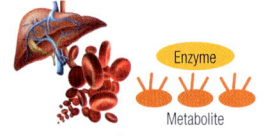

Der Anteil, der aufgenommen wird, unterliegt schnellem Metabolismus, daher …

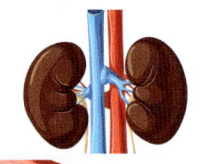

… schnelle renale
(über die Nieren) Ausscheidung

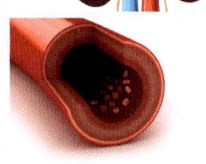

Zudem hat Curcumin eine
kurze Halbwertzeit im Blutplasma …

… was eine geringe Biodistribution zur Folge hat, d.h., nur wenig Curcumin gelangt zu den Organen.

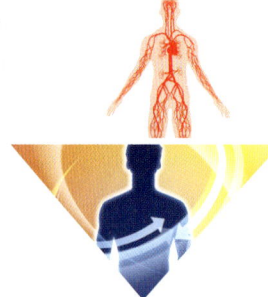

Folge dieser Eigenschaften:
Niedrige biologische Aktivität
von Curcumin

Abb. 9: n. Mohantry 2012

Wie sieht es nun mit Nahrungsergänzungsmitteln aus? Bei reinem Kurkumapulver, das in Kapseln abgefüllt wurde, verhält es sich logischerweise genauso wie bei dem Kurkuma-Gewürz. Ein solches Kurkumapulver, das aus Bioanbau stammen sollte, wirkt mehr lokal im Verdauungstrakt bei Entzündungen der Magen- und Darmschleimhaut. Aus diesen Tabletten werden relativ kleine Anteile des Curcumins resorbiert. Aber auch reines Curcumin in Kapselform, dessen Bioverfügbarkeit nicht erhöht wurde, ist – zumindest in Dosierungen bis zu vier Gramm – nahezu nicht messbar im Blut (Lao 2006, Cheng 2001). Allerdings ist in neuen, hochwertigen Curcumin-Präparaten der entscheidende Inhaltsstoff Curcumin nicht nur konzentriert, sondern auch noch in seiner Bioverfügbarkeit optimiert. Heute gibt es Curcuminextrakte in vegetarischen Kapseln (Zellulosehülle), für die das Curcumin mikroverkapselt wurde. Damit ist die Resorption weitaus höher (ca. 45-fach). Wer Curcumin systemisch gegen chronische Entzündungen des Bindegewebes, der Gelenke und anderer Organe sowie zum Schutz vor Krebserkrankungen und zum Schutz vor Demenz anwendet, wird mit diesem Produkt eine höhere Bioverfügbarkeit erreichen. Je nach Indikation und Anwendungszweck sollte das bestgeeignete Curcuminpräparat ausgewählt werden. In der Praxis bieten sich Tabletten aus Kurkumapulver und -extrakt bei entzündlichen Erkrankungen der Magen- und Darmschleimhaut sowie zum Schutz vor Polypenbildung an. Zur generellen Prävention der Zivilisationskrankheiten sowie zur adjuvanten Behandlung von Bindegewebs- und Gelenkentzündungen sind neu entwickelte Curcuminpräparate mit einer höheren Bioverfügbarkeit zu bevorzugen. Doch welche Formen zur Erhöhung der Bioverfügbarkeit sind zu empfehlen?

Piperin-Pfefferextrakt

Zur Verbesserung der Bioverfügbarkeit wurde Curcumin bisher vor allem mit Piperin kombiniert. Hierdurch kann eine Erhöhung der Bioverfügbarkeit um rund 20 Prozent erreicht werden. Zwar steigt die Blutkonzentration des Curcumins mit Piperin an, hält aber Studien zufolge nur eine Stunde an und sinkt dann schnell auf den ursprünglichen Wert, wie in der Abbildung 10 an der grünen Linie im Vergleich zu nicht bioverfügbar gemachtem Curcumin (blau) zu erkennen (Shoba 1998). Mit Piperin kann also bei Weitem nicht die nachhaltige Absorptionsrate erreicht werden, wie sie mit neuartigen Methoden, wie zum Beispiel dem reversiblen Einschluss mit Cyclodextrin, möglich ist (s.u.).

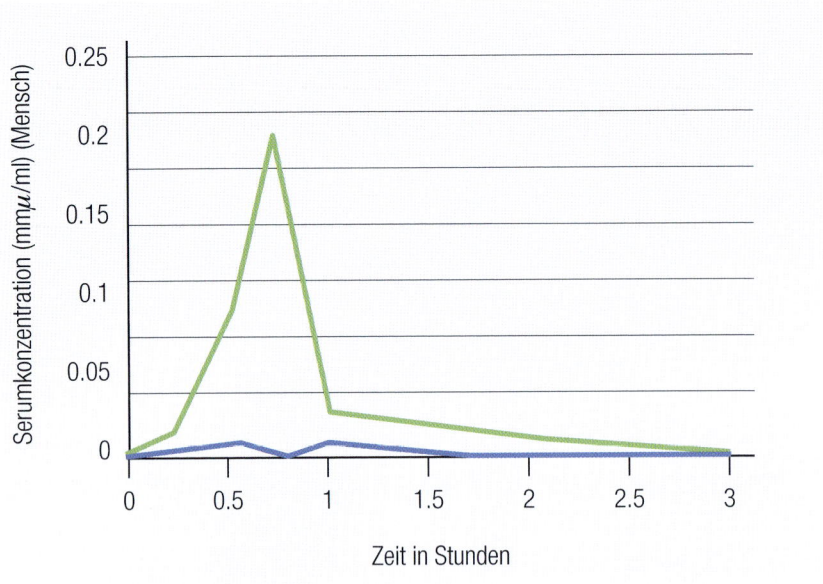

Abb. 10: Einfluss von Piperin auf die Pharmakokinetik des Curcumins (n. Shoba, Planta Med. 64, 1998)

Ein weiterer schwerwiegender Nachteil von Piperin ist, dass es die Wirkung von Medikamenten beeinflussen kann. Es inhibiert nämlich die Phase 1 und Phase 2 xenobiotischer Stoffwechselenzyme, verschiedene Cytochrome (z.B. CPYB3A4) und die P-Glycoproteinaktivität. So hemmt Piperin z.B. den Abbau von Theophyllin, ein Antiasthmatikum zur Behandlung von chronisch-obstruktiven Lungenerkrankungen (COPD) und Asthma bronchiale (Atal 1985, Bhardwaj 2002, Wang 2013, Shamsi 2017). Da Piperin zudem die Schleimhaut reizt, ist dessen Einsatz bei Patienten mit empfindlichem Magen ebenfalls nicht zu empfehlen.

Micellen

Ein neuerer Lösungsansatz zur Erhöhung der Bioverfügbarkeit von Curcumin ist dessen Einbettung in chemische Emulgatoren wie Polysorbate. Dadurch richten sich die fettlöslichen Moleküle zu Mizellen (grenzflächenaktive Substanzen) aus und werden nach außen hin wasserlöslich. Diese Verbindung wird dann nicht über die Lymphe aufgenommen, sondern gelangt direkt über den Darm ins Blutsystem und dann über die Pfortader zur Metabolisierung in die Leber. Durch diese Methode kann eine deutliche Erhöhung der Bioverfügbarkeit erreicht werden – bis zu 185-fach.

Man muss hier allerdings berücksichtigen, dass die mit Micellen durchgeführte Bioverfügbarkeitsstudie mit einer sehr hohen Dosierung von 500 mg Curcumin erzielt wurde (Schiborr 2014). Sie ist daher nicht ohne weiteres übertragbar auf die marktüblichen Produkte mit ca. 80 mg Curcumin pro Tag. Auch konnte diese Erhöhung der Bioverfügbarkeit bislang noch nicht in klinischen Studien bestätigt werden, zumal die Höchstkonzentration nach einer Stunde sofort stark abfällt. Zudem sind die Micellen relativ instabil und enthalten nur sechs Prozent Cucuminoide.

Die Erhöhung der Bioverfügbarkeit des Curcumins mithilfe von Polysorbaten wird von vielen Seiten auch deshalb kritisch gesehen, weil im Tierversuch festgestellt wurde, dass Polysorbate ungünstigen Einfluss auf die Darmflora haben können. So werden Entzündungen im Darm durch den Emulgator Polysorbat 80 möglicherweise begünstigt (Chassaing 2015, Viennois 2017). Zudem wird Polysorbat in mehreren Studien mit anaphylaktischem Schock und Metabolischem Syndrom in Verbindung gebracht (Coors 2005, Roberts 2010). Auch die Human-Studie, mit der die Erhöhung der Bioverfügbarkeit durch die Mizellen-Technologie mithilfe von Polysorbaten aufgezeigt wurde, hat bei mehr als der Hälfte der Probanden zu Übelkeit und anderen Nebenwirkungen geführt (Schiborr 2014).

Eine andere Möglichkeit zur Nutzung der Micellentechnologie ist der Einsatz einer wasserlöslichen Polymer-Matrix wie Polyvinyl Pyrrolidone (PVP). Deren Einsatz erfordert jedoch die Nutzung von Lösungsmitteln. Mithilfe von PVP soll die Bioverfügbarkeit angeblich um das 46-Fache erhöht werden (Jaeger 2014). Allerdings sind die Ergebnisse der Studie und deren Wert zu hinterfragen. Zudem besteht für PVP-Partikel das Risiko eines anaphylaktischen Schocks (Rönnau 2000, Adachi 2003).

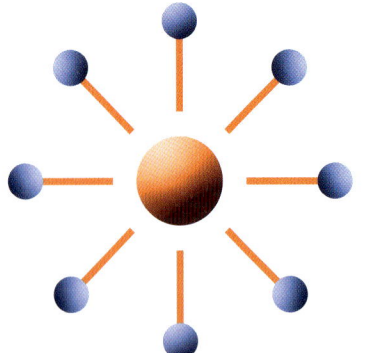

Abb. 11: Micelle – hier wird das Curcumin-Molekül von Tensiden mit einer polaren Kopfgruppe (blau) und einem nichtpolaren Schwanz (orange) umschlossen.

Liposomen- und Phospholipid-Komplexe

Eine andere Variante zur Erhöhung der Bioverfügbarkeit von Curcumin ist die Nutzung von Liposomen und Phytosomen. Sie werden synthetisch gebildet, um Medikamente oder andere Substanzen in das Gewebe zu transportieren. Es handelt sich um einen Zusammenschluss von Hunderten von Phospholipiden (z.B. Sojalecithin), die eine bipolare Schicht mit einem wässrigen Kern bilden. Im Gegensatz zu den Micellen ist das Curcumin-Molekül hier in dieser Schicht eingebunden (s. Abb. 12). Studien zeigen für diese Variante eine 29-fach höhere Bioverfügbarkeit (Gota 2010). Problem hier ist, dass es sich bei Sojalecithin, das in der Regel für Liposomen und Phytosomen verwendet wird, um ein potenzielles Allergen handelt (Wang 2011). Zudem sind diese Komplexe recht instabil, daher werden Curcumin-Präparate mit Liposomen bzw. Phytosomen in der Regel mit Antioxidantien, Stabilisatoren und Lösungsmitteln verarbeitet (Zhang 2012).

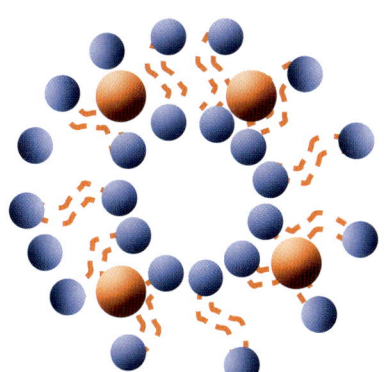

Abb. 12: Liposom / Phytosom – hier wird das Curcumin-Molekül in eine Phospholipid-Schicht eingebunden

Beste Lösung: Cyclodextrin

Auf Basis der bisher vorliegenden Studien muss deshalb davon ausgegangen werden, dass zurzeit die Einbindung des Curcumins in Cyclodextrin die beste Lösung ist, um eine höhere Bioverfügbarkeit für Curcumin zu erreichen (wird z.B. von Dr. Wolz als Curcumin Extrakt 45 angeboten). Denn im Gegensatz zu anderen Enhancern greift Cyclodextrin nicht in den menschlichen Stoffwechsel ein. Die Curcuminzubereitung mit Cyclodextrin zeigt im Vergleich zum Standard-Curcumin-Extrakt und zwei durch Phytosome und Öl bioverfügbar gemachte Präparaten eine um bis zu 40 Prozent höhere orale Bioverfügbarkeit (Purpura 2018). Zum Vergleich: Ein Curcumin-Präparat mit Piperin erreichte nur eine ca. 7- bis 20-fach höhere Bioverfügbarkeit (Antony 2008).

Cyclodextrine sind ringförmige Abbauprodukte von Stärke, die auf biotechnologischem Weg durch den enzymatischen Abbau aus stärkehaltigen Rohstoffen wie Mais oder Kartoffeln hergestellt werden. Dabei handelt es sich um Traubenzucker, also Glucosemoleküle, die auch im Körper vorkommen und deren Moleküle aus mehreren, zu einem Ring verknüpften Glucose-Bausteinen bestehen. Das Curcuminmolekül wird bei dieser Lösung reversibel in die Cyclodextrin-Moleküle eingeschlossen. Hier sind die acht Glucose-Bausteine so angeordnet, dass sich eine hydrophile (wasserliebende) Außenseite und in ihrem Innern ein lipophiler, also fettfreundlicher Hohlraum ergibt. Darin kann ein anderes lipophiles Molekül als ‚Gast' aufgenommen werden, der von seiner Größe und Gestalt her hineinpasst – in diesem Fall das Curcumin-Molekül. In diesem Komplex kann zum einen die Stabilität von Curcumin um mindestens drei Größenordnungen im Vergleich zu freiem Curcumin erhöht werden.

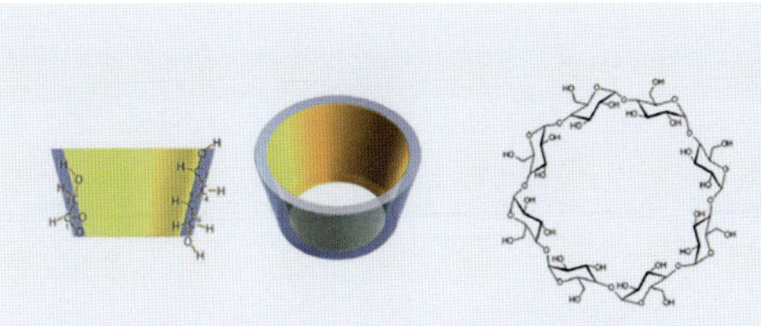

Abb. 13: Struktur von Cyclodextrinen. Cyclodextrine sind cyclische Oligosaccharide bestehend aus (α-1,4)-verknüpften α-D-Glucopyranose-Einheiten. Die entsprechende Struktur der hydrophilen Glucose-Bausteine ist nach außen gerichtet und führt zu einem lipophilen Hohlraum auf der Innenseite. Größe und Form des Hohlraums ermöglichen es, dass ein lipophiles Molekül als „Gast" aufgenommen werden kann. Die Kohäsion zwischen dem Cyclodextrin und den Gastmolekülen wird durch relativ schwache Van-der-Waals-Kräfte erzeugt, so dass das Gastmolekül unter geeigneten Bedingungen wieder freigesetzt werden kann.

Der Zusammenhalt zwischen beiden Molekülen ist nämlich relativ schwach (Van-der-Waals-Kräfte), so dass das Gastmolekül (Curcumin) unter geeigneten Bedingungen wieder freigesetzt werden kann. Während die natürlichen hydrophoben Curcuminmoleküle also im intestinalen wässrigen Milieu dazu tendieren, sich zu aggregieren, um die Oberfläche so gering wie möglich zu halten, werden sie durch den Einschluss in die Cyclodextrinmoleküle einzeln zur Darmwand transportiert. Dort können sie aufgenommen werden, während das Cyclodextrin abgebaut oder ausgeschieden wird (Abb. 14 u. 15). Die schwachen Van-der-Waals-Kräfte lassen die beiden Partner einer solchen Einschlussverbindung chemisch unverändert.

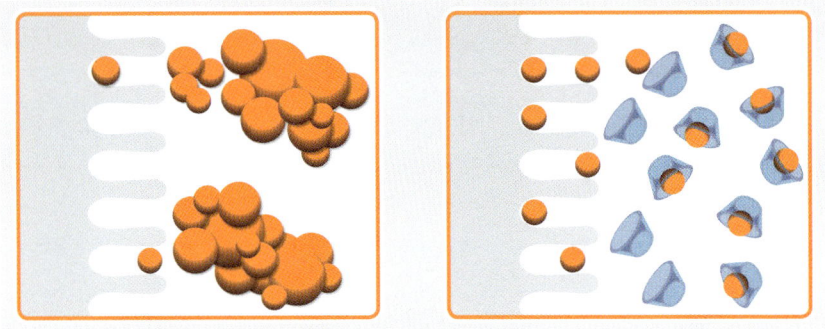

Abb. 14: Jedes Curcumin-Molekül wird einzeln in einer Cyclodextrin-Verbindung ‚verpackt' und kann so besser im Darm aufgenommen werden.

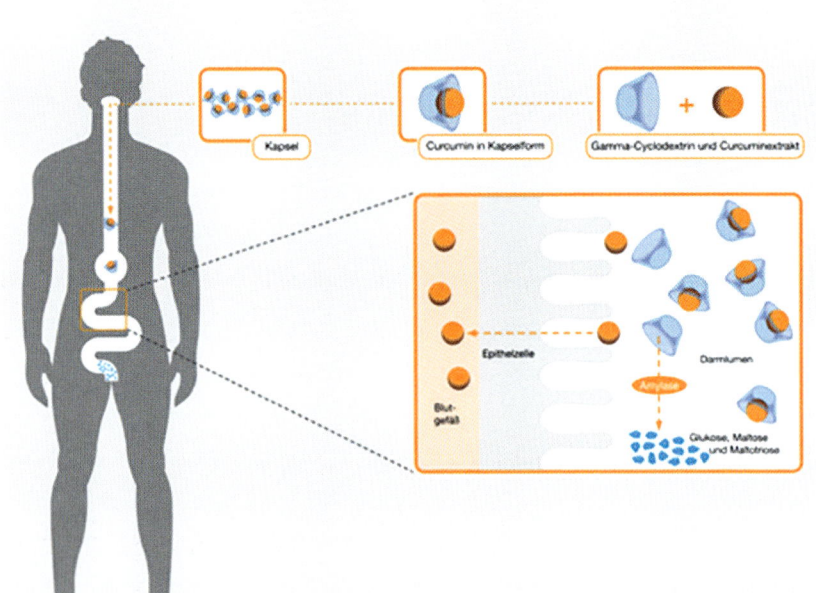

Abb. 15: Das Cyclodextrin (blau) wird nach der Abgabe des Curcumin-Moleküls zu Glucose abgebaut und im Blut aufgenommen oder ausgeschieden.

Mechanismus zur Aufnahme des Curcumin-Cyclodextrin-Komplexes

Die Aufnahme des durch Cyclodextrin höher bioverfügbar gemachten Curcumins läuft folgendermaßen ab:

1. Bei der Einnahme des Nahrungsergänzungsmittels in Form einer Kapsel (z.B. Curcumin Extrakt 45) wird der Curcumin-Cyclodextrin-Komplex unverändert durch den Magen in den oberen Darm-Trakt transportiert.

2. Eine chemische Gleichgewichtsreaktion setzt dort die Curcumin-Moleküle frei, so dass sie über die Epithelzellmembran vom Körper aufgenommen werden können.

3. Das Cyclodextrin wird im Verlauf der Verdauung enzymatisch in immer kleinere Bruchstücke bis zur Glucose abgebaut, die schließlich im Blut aufgenommen oder ausgeschieden werden.

4. Dadurch wird im Vergleich zu handelsüblichem Curcumin-Extrakt und anderen Curcumin-Produkten eine deutlich höhere Menge an Curcumin direkt ins Blut absorbiert.

Mehrere wissenschaftliche Studien haben inzwischen den positiven Effekt, der durch die Komplexierung mit Cyclodextrin erzielt wird, belegt. 2013 verglich eine klinische Humanstudie die relative Absorption des Curcumin-Gamma-Cyclodextrin-Komplexes mit einem handelsüblichen Curcumin-Extrakt (95 %) und zwei weiteren führenden Curcumin-

Präparaten, die als besser bioverfügbar vermarktet werden (eine Curcumin-Phytosom-Formulierung und eine Formulierung von Curcumin-Öl aus dem Curcuma-longa-Rhizom). Im Verlauf der klinischen Studie nahmen 12 gesunde, zwischen 20 und 35 Jahre alte Probanden auf nüchternen Magen jeweils eines der drei verschiedenen bioverfügbaren Curcumin-Präparate oder den handelsüblichen Curcumin-Extrakt (95 %) ein. Alle Proben wurden in Kapselform nur mit Wasser verabreicht. Nach jeweils vier und acht Stunden erhielten die Probanden zudem eine standardisierte, fettarme Mahlzeit, so dass jeglicher andere Einfluss auf die Absorption der Curcuminoide – etwa durch Fett – ausgeschlossen werden konnte. Nach Einnahme der Produkte wurde ihnen über zwölf Stunden hinweg regelmäßig Blut abgenommen und diese Proben analysiert. Frühere Studien legten nahe, dass innerhalb dieses Zeitrahmens der größte Teil der Absorption und Verstoffwechselung abgeschlossen ist.

Die Ergebnisse der Studie, die auch im „European Journal of Nutrition" veröffentlicht wurde, zeigten, dass die Formulierung mit Cylodextrin zu einer rund 40-fach effizienteren Aufnahme der Curcuminoide führte gegenüber dem handelsüblichen Curcumin-Extrakt (95 %). Auch in Bezug auf die beiden anderen Curcumin-Produkte war die Bioverfügbarkeit stark verbessert. Die erheblich bessere Aufnahme des mit Cyclodextrin kombinierten Curcumins zeigte sich dadurch, dass der Gehalt an Curcuminoiden im Blut der Probanden etwa um das 5-Fache höher lag als bei dem besten der beiden Curcumin-Referenz-Produkte (Purpura 2018).

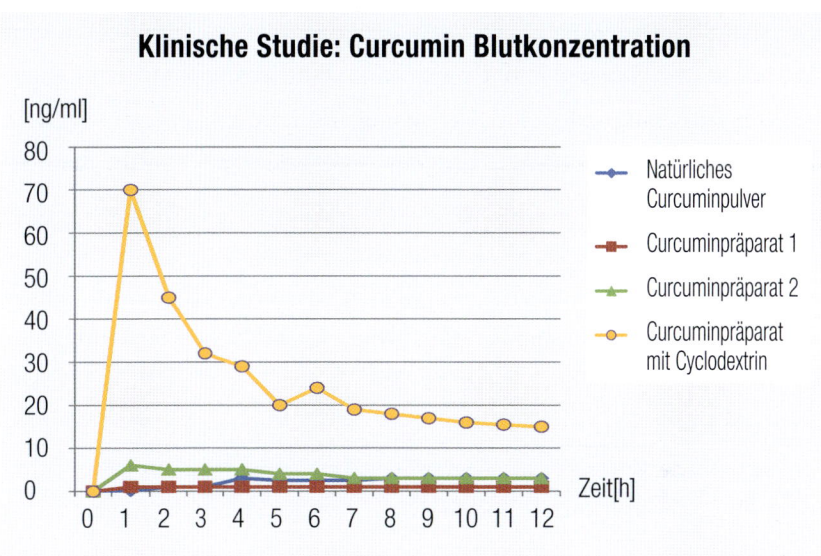

Klinische Studie: Curcumin Blutkonzentration

Legend:
- Natürliches Curcuminpulver
- Curcuminpräparat 1
- Curcuminpräparat 2
- Curcuminpräparat mit Cyclodextrin

Abb. 16: Die Konzentration von Curcuminoiden im Blut der Probanden war, verglichen mit reinem Curcuminextrakt und handelsüblichen Curcumin-Produkten (Präparate 1 und 2), bereits in den ersten Stunden nach der Einnahme von Curcumin mit Cyclodextrin wesentlich höher.

Cyclodextrin

Je nach Anzahl der Glucoseeinheiten unterscheidet man zwischen α-, β- und γ-Cyclodextrin: α-Cyclodextrin besteht aus sechs, β-Cyclodextrin aus sieben und γ-Cyclodextrin aus acht Glucoseeinheiten. Hergestellt werden Cyclodextrine biotechnologisch durch den enzymatischen Abbau von stärkehaltigen Rohstoffen, etwa aus Mais oder Kartoffeln. Die hierfür eingesetzten Enzyme werden als Cyclodextrin-Glycosyltransferasen, kurz CGTasen bezeichnet. Bei der Einwirkung auf Stärke schneidet die CGTase aus der helikal gewundenen Struktur des Kohlehydrats einzelne Stücke heraus und verbindet diese zu einem ringförmigen Oligosaccharid – dem Cyclodextrin. Die Zuckermoleküle sind farb- und geruchlos, nicht-hygroskopisch, sehr stabil in alkalischen Lösungen und werden in sauren Medien erst bei einem pH-Wert unter zwei hydrolysiert. Sie haben keine festen Schmelzpunkte und sind bis zu einer Temperatur von etwa 200°C stabil.

Cyclodextrine sind vegan, nicht allergen und werden aus erneuerbaren Rohstoffen produziert. Es gibt sogar eine aktuelle Studie der Universität Bonn, bei der ein internationales Forscherteam herausgefunden hat, dass Cyclodextrin den natürlichen Cholesterinabbau in den Zellen verstärkt. Das klingt zunächst nach verkehrter Welt, dass Zucker-Moleküle gegen Arteriosklerose eingesetzt werden können, aber die Forscher vermuten, dass Cyclodextrin die Zellen so umprogrammiert, dass es zu einem besseren Abtransport von überschüssigem, kristallinem Cholesterin und zugleich zu einem Abklingen der Entzündung in den Blutgefäßen kommt (Zimmer 2016).

Vorteile von Cyclodextrin zur Erhöhung der Bioverfügbarkeit durch Curcumin

Cyclodextrin

➡ ist ein natürlich vorkommendes pflanzenbasiertes Polysaccharid

➡ führt zu einer 40-fach höheren Bioverfügbarkeit des Curcumins (in klinischer Studie nachgewiesen)

➡ beeinträchtigt nicht den menschlichen Stoffwechsel

➡ hat keine bekannten allergischen Eigenschaften oder Nebenwirkungen

➡ benötigt keine Zusatzstoffe (Lösungsmittel, Antioxidantien, Weichmacher)

Neben- und Wechselwirkungen

Aufgrund Jahrtausende langer Erfahrung und Anwendung kann die Aufnahme von Curcuma als sicher und ungefährlich gelten. Dennoch können individuelle Unverträglichkeiten und Risiken nicht völlig ausgeschlossen werden. Nach unserer langjährigen Praxiserfahrung vertragen jedoch auch Patienten, die zu Unverträglichkeiten und Allergien neigen, Curcumin überwiegend gut. Bei spezifischer Allergie gegen Kurkuma darf es nicht angewendet werden. Auch in der Fachliteratur gilt Kurkuma bzw. dessen Wirkstoff Curcumin auch in hohen Dosierungen generell als sehr gut verträglich (Lechler 2008, Mohantry 2010). So zeigte eine einmalige orale Gabe von 12 Gramm Curcumin keine Nebenwirkungen (Lao 2006). Von der Food and Drug Administration der Vereinigten Staaten (FDA) hat Curcumin den sogenannten GRAS-Status (= Generally Recognized As Safe) erhalten und ist damit als sicher anerkannt.

Lediglich bei empfindlichen Menschen kann es zu leichter Übelkeit, Durchfall oder anderen Magen-Darm-Beschwerden wie Obstipation, Flatulenz, Bauchschmerzen, gelbem Stuhl kommen (Lechler 2008, Nagpal 2013). Seltene aber mögliche unerwünschte Wirkung bei hohen Dosierungen (2 bis 12 g reines Curcumin) können Kontaktekzeme (Liddle 2006) oder Durchfall sein. Dabei ist aber unklar, ob diese Beschwerden tatsächlich durch das Curcumin oder durch die zu behandelnde Erkrankung des Patienten hervorgerufen werden (Sharma et Strimpakos 2008). Auch nach einmaliger Gabe von hohen Dosen konnte keine Toxizität festgestellt werden. Allerdings sollte die Einnahme extrem hoher Dosen über längere

Zeiträume vermieden werden, um Schäden an der Leber zu vermeiden (Al Sultan). Zudem kann permanente Überdosierung zu Eisenmangel führen.

Curcumin sollte auch nicht von Schwangeren genommen werden, da es Hinweise aus Krankenhäusern gibt, wonach hohe Dosen von Curcumin möglicherweise Stoffwechselprozesse in der Gebärmutter stimulieren und Fehlgeburten begünstigen können. Zudem sollte Curcumin nicht bei Überempfindlichkeit, Gallenverschluss und größeren Gallensteinen angewandt werden. Weil Curcumin den Gallenfluss anregt, könnte sich bei bestehenden Gallensteinen ein Stein lösen, in die Gallengänge gelangen und dort eine Gallenkolik auslösen (Yang 2009, Ahmed et Gilani 2013). Für gesunde Menschen ist diese Eigenschaft hingegen positiv, da Curcumin auf diese Weise die Bildung von Gallensteinen hemmt.

Arzneimittel-Wechselwirkungen könnten möglicherweise mit Antithrombotika wie beispielsweise Acetylsalicylsäure und Clopidogrel auftreten, weil Curcumin in vitro die Plättchenaggregation hemmt. Auch die Wirkungen von bestimmten Diabetesmedikamenten könnten durch Curcumin verstärkt werden und zu einer Unterzuckerung (Hypoglykämie) führen. Auch sollte Curcumin zusammen mit Chemotherapeutika nur nach Rücksprache mit dem behandelnden Arzt genommen werden, da Curcumin deren Wirkung hemmen oder verstärken könnte.

Positive synergistische Wirkungen (auch in Bezug auf die Bioverfügbarkeit) des Curcumins konnten mit anderen sekundären Pflanzenstoffen wie Catechinen – insbesondere EGCG – (Balasubramanian 2004), Quercetin (Cruz-Correa 2006) und Genistein (Verma 1997) sowie Resveratrol nachgewiesen werden (Kunnumakkara 2016).

Dosierungen

G rundsätzlich ist die Studienlage zur richtigen bzw. adäquaten Dosierung noch relativ dürftig. Die minimale Dosierung, um biologische Aktivitäten hervorzurufen liegt bei 3,6 bis 4 Gramm pro Tag (Cheng 2001, Sharma 2004). Allerdings gilt dies für reines Curcumin und nicht für Curcumin, das mithilfe der oben genannten Maßnahmen höher bioverfügbar gemacht wurde. Hier sind deutlich niedrigere Dosierungen notwendig. So sollte von einem mit Cyclodextrin bioverfügbar gemachten Curcumin-Extrakt im Rahmen eines adjuvanten Therapiekonzeptes bzw. in akuten Entzündungsphasen drei Mal täglich eine Kapsel (entspricht 6g Kurkuma-Pulver) mit ausreichend Flüssigkeit eingenommen werden. Im Dauergebrauch (zur Prävention und zur unterstützenden Behandlung chronischer Krankheiten) wird die Einnahme von zwei Kapseln (= 4 g Kurkuma-Pulver) täglich empfohlen. Curcumin bleibt auch bei sauren pH-Werten stabil, es findet also keine Zersetzung durch Magen- odcr Gallensäure statt (Jurenka 2009). Curcuminkapseln sollten immer mit dem Essen eingenommen werden, um durch einen gewissen Fett-Anteil die Bioverfügbarkeit zusätzlich zu erhöhen.

Um das Risiko möglicher Unverträglichkeiten zu reduzieren, sollte zunächst mit einer kleinen Dosis begonnen und die Verträglichkeit beobachtet werden. Die Dosis kann dann einschleichend erhöht werden, bis die empfohlene Dosis erreicht wurde. In Bezug auf die maximal verträgliche Dosierung haben Studien gezeigt, dass eine einmalige orale Gabe von 12 Gramm Curcumin zu keinen Nebenwirkungen führte (Lao 2006). Für eine so hohe Dosierung über einen längeren Zeitraum liegen noch keine Daten vor.

Literatur

Abusnina, A. et al.: Anti-proliferative effect of curcumin on melanoma cells is mediated by PDE1A inhibition that regulates the epigenetic integrator UHRF1. Mol Nutr Food Res. 2011 Nov;55(11):1677-89. doi: 10.1002/mnfr.201100307. Epub 2011 Sep 21.

Adachi A. et al.: Anaphylaxis to polyvinylpyrrolidone after vaginal application of povidone-iodine. Contact Dermatitis. 2003 Mar;48(3):133-6.

Adhvaryu, M.R. et el: Prevention of hepatotoxicity due to anti tuberculosis treatment: a novel integrative approach. World J Gastroenterol. 2008;14(30):4753–62.

Aggarwal, B. et al.: Curcumin suppresses the paclitaxel-induced nuclear factor-kappaB pathway in breast cancer cells and inhibits lung metastasis of human breast cancer in nude mice. Clin Cancer Res. 2005 Oct 15;11(20):7490-8.

Aggarwal, B.B. et Harikumar, K-B.: Potential therapeutic effects of curcumin, the anti-inflammatory agent, against neurodegenerative, cardiovascular, pulmonary, metabolic, autoimmune and neoplastic diseases. Int J Biochem Cell Biol. 2009 Jan;41(1):40-59. doi: 10.1016/j.biocel.2008.06.010. Epub 2008 Jul 9.

Aggarwal, B. B.: Healing Spices. New York: Sterling 2011

Aggarwal, B.B. et al.: Curcumin: an orally bioavailable blocker of TNF and other pro-inflamatory biomarkers. Br J Pharmacol. 2013 Aug;169(8):1672-92. doi: 10.1111/bph.12131.

Ahmed, T., u. Gilani, A.-H.: Therapeutic Potential of Turmeric in Alzheimer's Disease: Curcumin or Curcuminoids? Phytotherapy Research 28 , 2013 pp. 517-525.

Alemi A. et al.: Paclitaxel and curcumin coadministration in novel cationic PEGylated niosomal formulations exhibit enhanced synergistic antitumor efficacy. J Nanobiotechnology. 2018 Mar 23;16(1):28. doi: 10.1186/s12951-018-0351-4.

Allegra, A. et al.: Anticancer Activity of Curcumin and Its Analogues: Preclinical and Clinical Studies. Cancer Invest. 2017 Jan 2;35(1):1-22. doi: 10.1080/07357907.2016.1247166. Epub 2016 Dec 20.

Allegri, P. et al: Management of chronic anterior uveitis relapses: efficacy of oral phospholipidic curcumin treatment. Long-term follow-up. Clin Ophthalmol. 2010 Oct 21;4:1201-6.

Al-Sultan, S.I. et Gameel, A.A.: Histopathological changes in the livers of broiler chicken supplemented with turmeric (Curcuma longa). International Journal Poultry Science 2004;3: 333-336.

Alwi, I. et al.: The effect of curcumin on lipid level in patients with acute coronary syndrome. Acta Med Indones. 2008 Oct;40(4):201-10.

Anand, P. et al: Bioavailability of curcumin: problems and promises. Mol Pharm. 2007;4(6):807–18.

Antony, B. et al.: A pilot cross-over study to evaluate human oral bioavailability of BCM-95CG (Biocurcumax), a novel bioenhanced preparation of curcumin. (2008) Indian J Pharm Sci 70(4):445–449. doi:10.4103/0250-474X.44591

Appendino, G. et al.: Potential role of curcumin phytosome (Meriva) in controlling the evolution of diabetic microangiopathy. A pilot study. Panminerva Med. 2011 Sep;53(3 Suppl 1):43-9.

Asawananda, P. et Klahan, S.O.: Tetrahydrocurcuminoid cream plus targeted narrowband UVB phototherapy for vitiligo: a preliminary randomized controlled study. Photomed Laser Surg. 2010 Oct;28(5):679-84.

Atal, C.K. et al.: Biochemical basis of enhanced drug bioavailability by piperine: evidence that piperine is a potent inhibitor of drug metabolism. J Pharmacol Exp Ther. 1985 Jan;232(1):258-62.

Bachmeier, B. et al.: The chemopreventive polyphenol Curcumin prevents hematogenous breast cancer metastases in immunodeficient mice. Cell Physiol Biochem. 2007;19(1-4):137-52.

Balasubramanian, S.; Eckert, R. L.: Green tea polyphenol and curcumin inversely regulate human involucrin promoter activity via opposing effects on CCAAT/enhancer-binding protein function. J. Biol. Chem. 2004, 279 (23), 24007–14.

Barygina, V. et al. Altered redox status in the blood of psoriatic patients:involvement of NADPH oxidase and role of anti-TNF-αtherapy. Redox Rep. 2013;18(3):100–6.

Basnet, P.; Skalko-Basnet, N.: Curcumin: an anti-inflammatory molecule from a curry spice on the path to cancer treatment. Molecules. 2011 Jun 3;16(6):4567-98. doi: 10.3390/molecules16064567.

Baum, L. et al.: Six-month randomized, placebo-controlled, double-blind, pilot clinical trial of curcumin in patients with Alzheimer disease. J Clin Psychopharmacol 2008;28:110–3.

Bayet-Robert, M. et al: Phase I dose escalation trial of docetaxel plus curcumin in patients with advanced and metastatic breast cancer. Cancer Biol Ther 2010;9:8–14.

Becatti, M. et al.: The involvement of Smac/DIABLO, p53, NF-kB, and MAPK pathways in apoptosis of keratinocytes from perilesional vitiligo skin: Protective effects of curcumin and capsaicin. Antioxid Redox Signal. 2010 Nov 1;13(9):1309-21. doi: 10.1089/ars.2009.2779.

Begum, A. et al: Curcumin structure-function, bioavailability, and efficacy in models of neuroinflammation and Alzheimer's disease. The Jounal of Pharmacology and Experimental Therapeutics 326 (1) , 2008 pp. 196 – 208.

Belcaro, G. et al.: Product-evaluation registry of Meriva®, a curcumin-phosphatidylcholine complex, for the complementary management of osteoarthritis. Panminerva Med. 2010a Jun;52(2 Suppl 1):55-62.

Belcaro, G. et al.: Product-evaluation registry of Meriva®,a curcumin-phosphatidylcholine complex, for the complementary management of osteoarthritis. Panminerva Med. 2010b Jun;52(2 Suppl 1):55-62.

Belcaro, G. et al.: A Controlled Study of a Lecithinized Delivery System of Curcumin (Meriva®) to Alleviate the Adverse Effects of Cancer Treatment. Phytother Res. 2013 Jun 15.

Bhardwaj, R.K. et al.: Piperine, a major constituent of black pepper, inhibits human P-glycoprotein and CYP3A4. J Pharmacol Exp Ther. 2002 Aug;302(2):645-50.

Bhaumik, S. et al.: Curcumin mediated apoptosis in AK-5 tumor cells involves the production of reactive oxygen intermediates. FEBS Letters 456 (2) , 1999 pp. 311 -314.

Bille, N. et al.: Subchronic oral toxicity of turmeric oleoresin in pigs. Food Chem Toxicol. 1985 Nov;23(11):967-73. Biswas J, Sinha D, Mukherjee S, Roy S, Siddiqi M, Roy M. Curcumin protects DNA damage in a chronically arsenic-exposed population of West Bengal. Hum Exp Toxicol. 2010 Jun;29(6):513-24.

Biswas, S. K. et al.: Curcumin Induces Glutathione Biosynthesis and Inhibits NF-κB Activation and Interleukin-8 Release in Alveolar Epithelial Cells: Mechanism of Free Radical Scavenging Activity. Antioxidants & Redox Signaling 7 (1-2) , 2005, pp. 32 – 40.

Blumenthal, M., Goldberg, A. et Brinckmann, J.: Herbal Medicine:Expanded Commission E Monographs. Newton, MA: Integr Med Comm; 2000. pp. 379–84.

Bradford, P.G.: Curcumin and obesity. Biofactors. 2013 Jan-Feb;39(1):78-87. doi: 10.1002/biof.1074. Epub 2013 Jan 22.

Bundy, R. et al.: Turmeric extract may improve irritable bowel syndrome symptomology in otherwise healthy adults: a pilot study. J Altern Complement Med 2004;10:1015–8.

Burns, J. et al.: Effect of oral curcumin on Déjérine-Sottas disease. Pediatr Neurol. 2009 Oct;41(4):305-8.

Calaf, G.M. et al.: Effect of curcumin on the cell surface markers CD44 and CD24 in breast cancer. Oncol Rep. 2018 Apr 20. doi: 10.3892/or.2018.6386. [Epub ahead of print]

Carrera-Quintanar, L. et al.: Phytochemicals That Influence Gut Microbiota as Prophylactics and for the Treatment of Obesity and Inflammatory Diseases. Mediators Inflamm: 9734845. 2018

Carroll, R.E. et al.: Phase IIa clinical trial of curcumin for the prevention of colorectal neoplasia. Cancer Prev Res (Phila) 2011;4:354–64.

Castro C. N. et al.: Curcumin ameliorates autoimmune diabetes. Evidence in accelerated murine models of type 1 diabetes. Clinical & Experimental Immunology, Juli 2014

Chainani-Wu, N. et al: A randomized, placebo-controlled, doubleblind clinical trial of curcuminoids in oral lichen planus. Phytomedicine. 2007 Aug;14(7-8):437-46.

Chainani-Wu, N. et al.: High-dose curcuminoids are efficacious in the reduction in symptoms and signs of oral lichen planus. J Am Acad Dermatol. 2012 May;66(5):752-60.

Chandran, B. et Goel. A.: A randomized, pilot study to assess the efficacy and safety of curcumin in patients with active rheumatoid arthritis. Phytother Res. 2012 Nov;26(11):1719-25.

Chassaing, B. et al.: Dietary emulsifiers impact the mouse gut microbiota promoting colitis and metabolic syndrome. March 2015. Nature, DOI: 10.1038/nature14232

Castro C. N. et al.: Curcumin ameliorates autoimmune diabetes. Evidence in accelerated murine models of type 1 diabetes.Clinical & Experimental Immunology,Juli 2014,

Cheng, A.L. et al.: Phase I clinical trial of curcumin, a chemopreventive agent, in patients with high-risk or premalignant lesions. Anticancer Res 2001;21(4B):2895–900

Cheng, T.S. et al.: Curcumin-targeting pericellular serine protease matriptase role in suppression of prostate cancer cell invasion, tumor growth, and metastasis. Cancer Prev Res (Phila). 2013 May;6(5):495-505. doi: 10.1158/1940-6207.CAPR-12-0293-T. Epub 2013 Mar 6.

Chhatwal, S.: Diskutierte Heilwirkungen der Inhaltsstoffe von Curcuma – was ist evidenzbasiert? Hamburg 2014

Cruz-Correa, M., at al.: Combination treatment with curcumin and quercetin of adenomas in familial adenomatous polyposis. Clin Gastroenterol Hepatol 2006;4(8):1035-8.

Chuengsamarn, S. et al.: Curcumin extract for prevention of type 2 diabetes. Diabetes Care. 2012 Nov;35(11):2121-7.

Coors, E.A. et al.: Polysorbate 80 in medical products and nonimmunologic anaphylactoid reactions. Ann Allergy Asthma Immunol. 2005 Dec;95(6):593-9.

Cuomo, J. et al.: Comparative absorption of a standardized curcuminoid mixture and its lecithin formulation. J Nat Prod. 2011;74(4):664–9.

Deng, Y.I. et al.: Molecular Mechanisms of Anti-metastatic Activity of Curcumin. Anticancer Res. 2016 Nov;36(11):5639-5647.

Deodhar, S. D. et al.: Preliminary study on antirheumatic activity of curcumin (diferuloyl methane). Indian J. Med. Res., 71: 632–634, 1980.

Dhillon, N. et al.: Phase II trial of curcumin in patients with advanced pancreatic cancer. Clin Cancer Res 2008;14:4491–9.

Di Mario, F. et al.: A curcumin-based 1-week triple therapy for eradication of Helicobacter pylori infection: something to learn from failure? Helicobacter. 2007 Jun;12(3):238-43.

Dinkova-Kostova, A. T. u. Talalay, P.:Relation of structure of curcumin analogs to their potencies as inducers of Phase 2 detoxification enzymes . Carcinogenesis 20 (5) 1999 , pp. 911-914.

Di Pierro, F. et al.: Comparative evaluation of the pain-relieving properties of a lecithinized formulation of curcumin (Meriva(®)), nimesulide, and acetaminophen. J Pain Res. 2013a;6:201-5.

Di Pierro, F. et Settembre, R.: Safety and efficacy of an add-on therapy with curcumin phytosome and piperine and/or lipoic acid in subjects with a diagnosis of peripheral neuropathy treated with dexibuprofen. J Pain Res. 2013b Jul 3;6:497-503.

Doggui, S. et al.: Curcumin protects neuronal-like cells against acrolein by restoring Akt and redox signaling pathways. Mol Nutr Food Res. 2013 Sep;57(9):1660-70. doi: 10.1002/mnfr.201300130. Epub 2013 Jul 31.

Dong-wei, Z. et al.: Curcumin and diabetes: A systematic review. Evidence-Based Complementary and Alternative Medicine, November 2013

Durgaprasad, S. et al.: A pilot study of the antioxidant effect of curcumin in tropical pancreatitis. Indian J Med Res 2005;122:315–8.

Ejaz, A. et al.: The inhibitory effect of curcumin on angiogenesis and obesity in 3T3-L1 adipocytes and mice. Journal of Nutrition. 139: 919-925

Epelbaum, R. et al.: Curcumin and gemcitabine in patients with advanced pancreatic cancer. Nutr Cancer 2010;62:1137–41.

Epstein, J. et al.: Curcumin suppresses p38 mitogen-activated protein kinase activation, reduces IL-1beta and matrix metalloproteinase-3 and enhances IL-10 in the mucosa of children and adults with inflammatory bowel disease. Br J Nutr. 2010;103(6):824–32.

Esatbeyoglu, T. et al.: Curcumin – vom Molekül zur biologischen Wirkung. Angewandte Chemie 124 , 2012 pp. 5402 – 5427.

ESCOP Monographs. Curcumae longae rhizoma. 2. Auflage, Thieme-Verlag 2003:107-16.

Esposito, T. et al.: Synergistic Interplay between Curcumin and Polyphenol-Rich Foods in the Mediterranean Diet: Therapeutic Prospects for Neurofibromatosis 1 Patients. Nutrients 2017, 9(7), 783; doi:10.3390/nu9070783

Fan, X. et al.: The clinical applications of curcumin: current state and the future. Curr Pharm Des. 2013;19(11):2011-31.

Fang, J. et al: Thioredoxin reductase is irreversibly modified by curcumin: a novel molecular mechanism for its anticancer activity. The Journal of Biological Chemistry 289 (26) , 2005 pp. 25284 – 25290.

Ferguson, J. et al.: Curcumin potentiates cholesterol-lowering effects of phytosterols in hypercholesterolaemic individuals. A randomised controlled trial. Metabolism. 2018 May;82:22-35. doi: 10.1016/j.metabol.2017.12.009. Epub 2017 Dec 29.

Funk, J.L. et al.: Anti-arthritic effects and toxicity of the essential oils of turmeric (Curcuma longa L.). J Agric Food Chem. 2010 Jan 27;58(2):842-9.

Ganguli, M. et al.: Apolipoprotein E Polymorphism and Alzheimer DiseaseThe Indo-US Cross-National Dementia Study. Archives of Neurology 57 (6) , 2000 pp. 824 – 830.

Garcea, G. et al.: Consumption of the putative chemopreventive agent curcumin by cancer patients: assessment of curcumin levels in the colorectum and their pharmacodynamic consequences. Cancer Epidemiol Biomarkers Prev 2005;14:120–5.

Garg, S.K. et al: Curcumin for maintenance of remission in ulcerative colitis. The Cochrane Library 17 October 2012

Ghosh, M. et al.: Curcumin nanodisks: formulation and Nanomedicine. 2011 Apr;7(2):162-7.

Goel, A. et al.: Curcumin as "Curecumin": from kitchen to clinic. Biochem Pharmacol. 2008 Feb 15;75(4):787-809. Epub 2007 Aug 19.

Goel, A. et Aggarwal, B.B.: Curcumin, the golden spice from Indian saffron, is a chemosensitizer and radiosensitizer for tumors and chemoprotector and radioprotector for normal organs. Nutr Cancer. 2010;62(7):919-30.

Golombick, T. et al.: The potential role of curcumin in patients with monoclonal gammopathy of undefined significance--its effect on paraproteinemia and the urinary N-telopeptide of type I collagen bone turnover marker. Clin Cancer Res. 2009 Sep 15;15(18):5917-22.

Golombick, T. et al.: Monoclonal gammopathy of undetermined significance, smoldering multiple myeloma, and curcumin: a randomized, double-blind placebo-controlled crossover 4g study and an open-label 8g extension study. Am J Hematol. 2012 May;87(5):455-60.

Gota, V.S. et al.: Safety and pharmacokinetics of a solid lipid curcumin particle formulation in osteosarcoma patients and healthy volunteers. J Agric Food Chem. 2010;58(4):2095–9.

Gulcubuk, A. et al.: (2006). Effects of curcumin on tumor necrosis factor-alpha and interleukin-6 in the late phase of experimental acute pancreatitis. J. Vet. Med. A Physiol. Pathol. Clin. Med. 53 49–54. 10.1111/j.1439-0442.2006.00786.x

Gulcubuk, A. et al. (2013). Effects of curcumin on proinflammatory cytokines and tissue injury in the early and late phases of experimental acute pancreatitis. Pancreatology 13 347–354. 10.1016/j.pan.2013.05.005

Gulcubuk, A. et al. (2005). Pathologic alterations detected in acute pancreatitis induced by sodium taurocholate in rats and therapeutic effects of curcumin, ciprofloxacin and metronidazole combination. Pancreatology 5 345–353. 10.1159/000086534

Gupta, A. et al.: (2009) Curcumin, a polyphenolic antioxidant, attenuates chronic fatigue syndrome in murine water immersion stress model. Immunobiology. 214(1): 33-39

Gupta SC et al.: Therapeutic roles of curcumin: lessons learned from clinical trials. AAPS J. 2013 Jan;15(1):195-218. doi: 10.1208/s12248-012-9432-8. Epub 2012 Nov 10.

Hamaguchi, T. et al.: Review: Curcumin and Alzheimer's disease. CNS Neurosci Ther 2010;16:285-97.

Hanai, H. et al.: Curcumin maintenance therapy for ulcerative colitis: randomized, multicenter, double-blind, placebo-controlled trial. Clin Gastroenterol Hepatol. 2006 Dec;4(12):1502-6.

Handono, K. et al.: Treatment of low doses curcumin could modulate Th17/Treg balance specifically on CD4+ T cell cultures of systemic lupus erythematosus patients. Cent Eur J Immunol. 2015;40(4):461-9. doi: 10.5114/ceji.2015.56970. Epub 2016 Jan 15.

Hasima, N. et Aggarwal, B.B.: Cancer-linked targets modulated by curcumin. Int J Biochem Mol Biol. 2012;3(4):328-51.

Hastak, K. et al.: Effect of turmeric oil and turmeric oleoresin on cytogenetic damage in patients suffering from oral submucous fibrosis. Cancer Lett 1997;116:265–9.

He, Z.Y. Et al.: Upregulation of p53 expression in patients with colorectal cancer by administration of curcumin. Cancer Investig 2011;29:208–13.

Heng, M.C.: Drug-induced suppression of phosphorylase kinase activity correlates with resolution of psoriasis as assessed by clinical, histological and immunohistochemical parameters. Br J Dermatol. 2000 Nov;143(5):937-49.

Henrotin, Y. et al.: Curcumin: a new paradigm and therapeutic opportunity for the treatment of osteoarthritis: curcumin for osteoarthritis management. Springerplus. 2013 Dec;2(1):56. Epub 2013 Feb 18.

Henson, S.: Curcumin Exhibits Potential in the Treatment of Various Chronic Diseases. American Botanical Council 2012

Hishikawa, N. et al.: Effects of turmeric on Alzheimer's disease with behavioral and psychological symptoms of dementia. Ayu. 2012 Oct;33(4):499-504.

Holt, P.R., et al.: Curcumin therapy in inflammatory bowel disease: a pilot study. Dig Dis Sci. 2005 Nov;50(11):2191-3.

Hoppstädter, j. et al.: Induction of glucocorticoid-induced leucine zipper (GILZ) contributes to anti-inflammatory effects of the natural product curcumin in macrophages. 09/2016. Journal of Biological Chemistry

Horneber, M. et al.: Tumor-assoziierte Fatigue, Epidemiologie, Pathogenese, Diagnostik und Therapie. (2012) 109(9): 161-171

Huang G et al.: Curcumin protects against collagen-induced arthritis via suppression of BAFF production. J Clin Immunol. 2013 Apr;33(3):550-7. doi: 10.1007/s10875-012-9839-0. Epub 2012 Nov 27.

Ide, H. et al.: Combined inhibitory effects of soy isoflavones and curcumin on the production of prostate-specific antigen. Prostate. 2010 Jul 1;70(10):1127-33.

Irving, G.R. et al.: Prolonged biologically active colonic tissue levels of curcumin achieved after oral administration--a clinical pilot study including assessment of patient acceptability. Cancer Prev Res (Phila). 2013 Feb;6(2):119-28.

James, J.S.: Curcumin: clinical trial finds no antiviral effect. AIDS Treat News. 1996;(no 242):1–2.

Jensen, N.J.: Lack of mutagenic effect of turmeric oleoresin and curcumin in the Salmonella/mammalian microsome test. Mutat Res. 1982 Dec;105(6):393-6.

Jiang, A.J. et al.: Curcumin induces apoptosis through mitochondrial pathway and caspases activation in human melanoma cells. Mol Biol Rep. 2015 Jan;42(1):267-75. doi: 10.1007/s11033-014-3769-2. Epub 2014 Sep 28.

Johnson, J.: Can turmeric help manage diabetes? What the evidence says, Medical News Today, 1. Juni 2017

Joshi, J. et al: Early human safety study of turmeric oil (Curcuma longa oil) administered orally in healthy volunteers. J Assoc Physicians India. 2003 Nov;51:1055-60.

Jurenka, J.S.: Anti-inflammatory properties of curcumin, a major constituent of Curcuma longa: a review of preclinical and clinical research. Altern Med Rev. 2009 Jun;14(2):141-53.

Khajehdehi, P. et al.: Oral supplementation of turmeric decreases proteinuria, hematuria, and systolic blood pressure in patients suffering from relapsing or refractory lupus nephritis: a randomized and placebo-controlled study. J Ren Nutr. 2012 Jan;22(1):50-7.

Kalk, H. et Niessen, K.: Untersuchungen über die Wirkung der Curcuma (Temoelavac) auf die Funktion der Leber und Gallenwege. Dtsch Med Wschr 1931;57:1613-5.

Kalpravidh, R.W. et al.: Improvement in oxidative stress and antioxidant parameters in beta-thalassemia/Hb E patients treated with curcuminoids. Clin Biochem. 2010 Mar;43(4-5):424-9.

Kanai, M. et al.: A phase I/II study of gemcitabine-based chemotherapy plus curcumin for patients with gemcitabineresistant pancreatic cancer. Cancer Chemother Pharmacol 2011;68:157–64.

Kanai, M. et al.: Dose-escalation and pharmacokinetic study of nanoparticle curcumin, a potential anticancer agent with improved bioavailability, in healthy human volunteers. Cancer Chemother Pharmacol. 2012 Jan;69(1):65-70.

Kanai, M. et al.: A phase I study investigating the safety and pharmacokinetics of highly bioavailable curcumin (Theracurmin) in cancer patients. Cancer Chemother Pharmacol. 2013 Jun;71(6):1521-30.

Kanchanatawan, B. et al.: Add-on Treatment with Curcumin Has Antidepressive Effects in Thai Patients with Major Depression: Results of a Randomized Double-Blind Placebo-Controlled Study. Neurotox Res. 2018 Apr;33(3):621-633. doi: 10.1007/s12640-017-9860-4. Epub 2018 Jan 11.

Kang, D. et al. Curcumin shows excellent therapeutic effect on psoriasis in mouse model. Biochimie. 2016;123:73–80.

Khorsandi, L. et al.: Effect of curcumin on dexamethasone-induced testicular toxicity in mice. Pharm Biol. 2013 Feb;51(2):206-12.

Killian PH et al.: Curcumin Inhibits Prostate Cancer Metastasis in vivo by Targeting the Inflamatory Cytokines CXCL-1 and -2. Carcinogenesis inline, 5. Oktober 2012. Doi: 10.1093/carcin/bgs312

Kim, S.G. et al.: Curcumin treatment suppresses IKKβ kinase activity of salivary cells of patients with head and neck cancer: a pilot study. Clin Cancer Res. 2011 Sep 15;17(18):5953-61.

Kocyigit, A. et Guler, E.M.: Curcumin induce DNA damage and apoptosis through generation of reactive oxygen species and reducing mitochondrial membrane potential in melanoma cancer cells. Cell Mol Biol (Noisy-le-grand). 2017 Nov 30;63(11):97-105. doi: 10.14715/cmb/2017.63.11.17.

Koosirirat, C. et al.: Investigation of the anti-inflammatory effect of Curcuma longa in Helicobacter pylori-infected patients. Int Immunopharmacol. 2010 Jul;10(7):815-8.

Kositchaiwat, C. et al.: Curcuma longa Linn. in the treatment of gastric ulcer comparison to liquid antacid: a controlled clinical trial. J Med Assoc Thai. 1993;76:601-605.

Kumar, S. et al.: Curcumin for maintenance of remission in ulcerative colitis. Cochrane Database Syst Rev. 2012 Oct 17;10:CD008424.

Kunwar, A. et Priyadarsini, K.: Curcumin and Its Role in Chronic Diseases. Adv Exp Med Biol. 2016;928:1-25.

Kunnumakkara, A.B. et al.: Curcumin sensitizes human colorectal cancer xenografts in nude mice to gamma-radiation by targeting nuclear factor-kappaB-regulated gene products. Clin Cancer Res. 2008 Apr 1;14(7):2128-36.

Kunnumakkara AB et al.. Curcumin inhibits proliferation, invasion, angiogenesis and metastasis of different cancers through interaction with multiple cell signaling proteins. Cancer Lett. 2008 Oct 8;269(2):199-225. doi: 10.1016/j.canlet.2008.03.009. Epub 2008 May 13.

Kunnumakkara, A. B. et al.: Curcumin, the golden nutraceutical: multitargeting for multiple chronic diseases. Br J Pharmacol. 2016 Sep 17. doi: 10.1111/bph.13621. [Epub ahead of print] Review. PMID: 27638428

Kuptniratsaikul, V. et al.: Efficacy and safety of Curcuma domestica extracts in patients with knee osteoarthritis. J Altern Complement Med. 2009 Aug;15(8):891-7.

Kurd, S.K. et al.: Oral curcumin in the treatment of moderate to severe psoriasis vulgaris: A prospective clinical trial. J Am Acad Dermatol. 2008 Apr;58(4):625-31.

Kutluay, S.B. et al.: Curcumin inhibits herpes simplex virus immediate-early gene expression by a mechanism independent of p300/CBP histone acetyltransferase activity. Virology. 2008 Apr 10;373(2):239-47. doi: 10.1016/j.virol.2007.11.028. Epub 2008 Jan 14.

Kuttan, R. et al: Turmeric and curcumin as topical agents in cancer therapy. Tumori. 1987 Feb 28;73(1):29-31.

Lahiff, C. et Moss, A.C.: Curcumin for clinical and endoscopic remission in ulcerative colitis. Inflamm Bowel Dis. 2011 Jul;17(7):E66.

Lal, B. et al.: Efficacy of curcumin in the management of chronic anterior uveitis. Phytother Res. 1999 Jun;13(4):318-22.

Lal, B. et al.: Role of curcumin in idiopathic inflammatory orbital pseudotumours. Phytother Res 2000;14:443-7.

Lao, C. D. et al.: Dose escalation of a curcuminoid formulation. BMC Complementary and Alternative Medicine. 2006, März 17

Lechler, T.: Curcuma als pflanzliche Alternative in der Therapie der funktionellen Dyspepsie und Hyperlipidämie. Komplementäre und Integrative Medizin 49 (11-12) , 2008 pp. 44 – 50.

Lee, H.I. et al.: Low doses of curcumin protect alcohol-induced liver damage by modulation of the alcohol metabolic pathway, CYP2E1 and AMPK. Life Sci. 2013 Nov 4;93(18-19):693-9.

Liddle, M. et al.: Contact urticaria from curcumin. Dermatitis 17 (4) , 2006 pp. 196-197.

Liju, V.B. et al.: Acute and subchronic toxicity as well as mutagenic evaluation of essential oil from turmeric (Curcuma longa L). Food Chem Toxicol. 2013 Mar;53:52-61.

Lopresti, A. L. et al.: Curcumin and major depression: a randomised, double-blind, placebo-controlled trial investigating the potential of peripheral biomarkers to predict treatment response and antidepressant mechanisms of change. Eur Neuropsychopharmacol. 2015 Jan;25(1):38-50. doi: 10.1016/j.euroneuro.2014.11.015. Epub 2014 Dec 5.

Lu WD et al.: Effect of curcumin on human colon cancer multidrug resistance in vitro and in vivo. Clinics (Sao Paulo). 2013 May;68(5):694-701. doi: 10.6061/clinics/2013(05)18.

Maher P. et al.: A pyrazole derivative of curcumin enhances memory. Neurobiol Aging. 2010 Apr;31(4):706-9. doi: 10.1016/j.neurobiolaging.2008.05.020. Epub 2008 Jul 17.

Maheshwari, R. K. et al.: Multiple biological activities of curcumin: A short review. Life Science 78 , pp. 2081-2087. 2005

Maria, S.M. et al.: Curcumin in Alzheimer's disease: Can we think to new strategies and perspectives for this molecule? Pharmacol Res. 2017 Aug 12. pii: S1043-6618(17)30787-9. doi: 10.1016/j.phrs.2017.08.004. [Epub ahead of print]

Mazzanti, G., Di Giacomo S.: Curcumin and Resveratrol in the Management of Cognitive Disorders: What is the Clinical Evidence? Molecules. 2016 Sep 17;21(9). pii: E1243. doi: 10.3390/molecules21091243.

McFadden, R,-M. T. et al.: The Role of Curcumin in Modulating Colonic Microbiota During Colitis and Colon Cancer Prevention. Inflamm Bowel Dis. 21(11): 2483–2494. 2015

Menon, V. P. u. Sudheer, A. R.: Antioxidant and anti-inflammatory properties of curcumin. Advances in Experimental Medicine and Biology 595 , 2007 pp. 105-125.

Mishra, S. u. Palanivelu, K.: The effect of curcumin (turmeric) on Alzheimer's disease: An overview. Annals of Indian Academy of Neurology 11 (1) , 2008 pp. 13 – 19.

Mohamad, R.H. et al.: The role of Curcuma longa against doxorubicin (adriamycin)-induced toxicity in rats. J Med Food. 2009 Apr;12(2):394-402.

Mohammadi, A. et al.: Effects of supplementation with curcuminoids on dyslipidemia in obese patients: a randomized crossover trial. Phytother Res. 2013 Mar;27(3):374-9.

Mohantry, C., & Sahoo, S. K.: The in vitro stability and in vivo pharmacokinetics of curcumin prepared as an aqueous nanoparticulate formulation. Biomaterials 31 (25) , pp. 6597-6611. 2010

Mohantry, C., Das, M., u. Sahoo, S. K.: Emerging role of nanocarriers to increase the solubility and bioavailability of curcumin. Expert Opinion on Drug Delivery 9 (11) , 2012 pp. 1347-1364.

Moorthi, C. et al.: Preparation and characterization of curcumin-piperine dual drug loaded nanoparticles. Asian Pac J Trop Biomed. 2012 Nov;2(11):841-8.

Nabavi, S.M. et al.: Curcumin and Melanoma: From Chemistry to Medicine. Nutr Cancer. 2018 Feb-Mar;70(2):164-175. doi: 10.1080/01635581.2018.1412485. Epub 2018 Jan 4.

Nagpal, M. u. Sood, S.: Role of curcumin in systemic and oral health: an overview. Journal of Natural Science, Biology and Medicine 4 (1) , 2013 pp. 3-7.

Naidu, K. A. u. Thippeswamy, N. B.: Inhibition of human low density lipoprotein oxidation by active principles from spices. Molecular and Cellular Biochemistry 229 , 2002 pp. 19 – 23.

Nardo, V.D. et al.: Use of Curcumin in Psoriasis. Open Access Maced J Med Sci. 2018 Jan 21;6(1):218-220. doi: 10.3889/oamjms.2018.055. eCollection 2018 Jan 25.

Natarajan, V.T. et al: Transcriptional upregulation of Nrf2-dependent phase II detoxification genes in the involved epidermis of vitiligo vulgaris. J Invest Dermatol. 2010 Dec;130(12):2781-9. doi: 10.1038/jid.2010.201. Epub 2010 Jul 22.

Nelson, K. M et al.: The essential medicinal chemistry of curcumin. Journal of Medicinal Chemistry, Januar 2017

Ng, T.P. et al.: Curry consumption and cognitive function in the elderly. Am J Epidemiol. 2006 Nov 1;164(9):898-906. Epub 2006 Jul 26.

Ng, S.C. et al.: Systematic review: the efficacy of herbal therapy in inflammatory bowel disease. Aliment Pharmacol Ther. 2013 Oct;38(8):854-63. doi: 10.1111/apt.12464. Epub 2013 Aug 25.

Nguyen, T.A. et Friedman AJ: Curcumin: a novel treatment for skin-related disorders. J Drugs Dermatol. 2013 Oct;12(10):1131-7.

Ledda, A. et al.: Meriva®, a lecithinized curcumin delivery system, in the control of benign prostatic hyperplasia: a pilot, product evaluation registry study. Panminerva Med. 2012 Dec;54(1 Suppl 4):17-22.

Lee, H.H. et al.: Improved anti-cancer effect of curcumin on breast cancer cells by increasing the activity of natural killer cells. J Microbiol Biotechnol. 2018 Apr 12. doi: 10.4014/jmb.1801.01074. [Epub ahead of print]

Olivera A et al.: Inhibition of the NF-κB signaling pathway by the curcumin analog, 3,5-Bis(2- pyridinylmethylidene)-4-piperidone (EF31): anti-infl ammatory and anti-cancer properties. Int Immunopharmacol. 2012 Feb;12(2):368-77. doi: 10.1016/j.intimp.2011.12.009. Epub 2011 Dec 22.

Oppenheimer, A.: Turmeric (curcumin) in biliary diseases. Lancet. 1937;229:619–21.

Pattison D.J., Symmons D.P.M., Lunt M., et al. Dietary risk factors for the development of inflammatory polyarthritis. Arthritis & Rheumatism 2004; 50: 380-412

Peddada, K.V. et al.: Therapeutic potential of curcumin in major retinal pathologies. Int Ophthalmol. 2018 Feb 5. doi: 10.1007/s10792-018-0845-y. [Epub ahead of print]

Pinkaew, D. et al.: Association of Neuroprotective Effect of Di-O-Demethylcurcumin on Aβ25-35-Induced Neurotoxicity with Suppression of NF-κB and Activation of Nrf2. Neurotox Res. 2016 Jan;29(1):80-91. doi: 10.1007/s12640-015-9558-4. Epub 2015 Sep 10.

Pinsornsak, P. et Niempoog, S.: The efficacy of Curcuma Longa L. extract as an adjuvant therapy in primary knee osteoarthritis: a randomized control trial. J Med Assoc Thai. 2012 Jan;95 Suppl 1:S51-8.

Polasa, K. et al.: Effect of turmeric on urinary mutagens in smokers. Mutagenesis 1992;7:107–9.

Prasad, S. et al.: Recent developments in delivery, bioavailability, absorption and metabolism of curcumin: the golden pigment from golden spice. Cancer Research and Treatment 46 (1) , pp. 2-18. 2014

Prucksunand, C. et al.: Phase II clinical trial on effect of the long turmeric (Curcuma longa Linn) on healing of peptic ulcer. Southeast Asian J Trop Med Public Health. 2001 Mar;32(1):208-15.

Pungcharoenkul, K. et Thongnopnua, P.: Effect of different curcuminoid supplement dosages on total in vivo antioxidant capacity and cholesterol levels of healthy human subjects. Phytother Res. 2011 Nov;25(11):1721-6.

Purkayastha, S. et al: Curcumin blocks brain tumor formation. Brain Research 1266 , 2009, pp. 130 – 138.

Purpura, M. et al.: Analysis of different innovative formulations of curcumin for improved relative oral bioavailability in human subjects. (2018) Eur J Nutr DOI 10.1007/s00394-016-1376-9

Qin, S. et al.: Efficacy and safety of turmeric and curcumin in lowering blood lipid levels in patients with cardiovascular risk factors: a meta-analysis of randomized controlled trials. Nutr J. 2017 Oct 11;16(1):68. doi: 10.1186/s12937-017-0293-y.

Qureshi, S. et al.: Toxicity studies on Alpinia galanga and Curcuma longa. Planta Med. 1992 Apr;58(2):124-7.

Rai, B. et al.: Possible action mechanism for curcumin in pre-cancerous lesions based on serum and salivary markers of oxidative stress. J Oral Sci. 2010;52(2):251–6.

Ramirez-Bosca, A. et al.: Antioxidant curcuma extracts decrease the blood lipid peroxide levels of human subjects. Age 1995;18, 167–169.

Ramirez-Bosca, A. et al.: An hydroalcoholic extract of curcuma longa lowers the apo B/apo A ratio. Implications for atherogenesis prevention. Mechanisms of Ageing and Development. 2000a;119:41-7.

Ramirez-Bosca, A. et al.: An hydroalcoholic extract of Curcuma longa lowers the abnormally high values of human-plasma fibrinogen. Mech. Ageing Dev. 2000b;114, 207–210.

Rao, C. V.: Regulation of COX and LOX by curcumin. Advances in Experimental Medicine and Biology 595 , 2007 pp. 213 – 226.

Rasyid, A. et Lelo, A.: The effect of curcumin and placebo on human gall-bladder function: an ultrasound study. Aliment Pharmacol Ther. 1999;13(2):245–9.

Rasyid, A. et al.: Effect of different curcumin dosages on human gall bladder. Asia Pac J Clin Nutr. 2002;11(4):314-8.

Reddy, S. et Aggarwal, B.B.: Curcumin is a non – ompetitive and selective inhibitor of phosphorylase kinase. FEBS Lett. 1994;341(1):19–22.

Roberts, CL. et al.: Translocation of Crohn's disease Escherichia coli across M-cells: contrasting effects of soluble plant fibres and emulsifiers. Gut. 2010 Oct;59(10):1331-9. doi: 10.1136/gut.2009.195370. Epub 2010 Sep 2.

Rönnau, A.C. et al: Anaphylaxis to polyvinylpyrrolidone in an analgesic preparation. Br J Dermatol. 2000 Nov;143(5):1055-8.

Roy, M. et al.: Curcumin prevents DNA damage and enhances the repair potential in a chronically arsenic-exposed human population in West Bengal, India. Eur J Cancer Prev. 2011 Mar;20(2):123-31.

Ryan JL et al.: Curcumin for radiation dermatitis: a randomized, double-blind, placebo-controlled clinical trial of thirty breast cancer patients. Radiat Res. 2013 Jul;180(1):34-43. doi: 10.1667/RR3255.1. Epub 2013 Jun 7.

Sahebkar, A.: A systematic review and meta-analysis of randomized controlled trials investigating the effects of curcumin on blood lipid levels. Clin Nutr. 2013 Sep 25. pii: S0261-5614(13)00250-1.

Samini, F. et al.: Curcumin pretreatment attenuates brain lesion size and improves neurological function following traumatic brain injury in the rat. Pharmacol Biochem Behav. 2013 Sep;110:238-44.

Sasaki, H. et al.: Innovative preparation of curcumin for improved oral bioavailability. Biol Pharm Bull. 2011;34:660–5.

Satoskar, R.R. et al.: Evaluation of anti-inflammatory property of curcumin (diferuloyl methane) in patients with post-operative inflammation. Int. J. Clin. Pharmacol. Ther. Toxicol., 24: 651–654, 1986.

Schaffer, M. et al.: An update on Curcuma as a functional food in the control of cancer and inflammation. Curr Opin Clin Nutr Metab Care. 2015 Nov;18(6):605-11. doi: 10.1097/MCO.0000000000000227.

Schallreuter, K.U., Rokos H.: Turmeric (curcumin): a widely used curry ingredient, can contribute to oxidative stress in Asian patients with acute vitiligo. Indian J Dermatol Venereol Leprol. 2006 Jan-Feb;72(1):57-9.

Schiborr, Ch. Et al.: The oral bioavailability of curcumin from micronized powder and liquid micelles is significantly increased in healthy humans and differs between sexes. Mol. Nutr. Food Res. 2014, 0, 1–12 DOI 10.1002/mnfr.201300724 1

Schneider, A. et al.: Comparison of remicade to curcumin for the treatment of Crohn's disease: A systematic review. Complement Ther Med. 2017 Aug;33:32-38. doi: 10.1016/j.ctim.2017.06.002. Epub 2017 Jun 20.

Shah, B.H. et al.: Inhibitory effect of curcumin, a food spice from turmeric, on platelet-activating factor- and arachidonic acid-mediated platelet aggregation through inhibition of thromboxane formation and Ca2+ signaling. Biochem Pharmacol. 1999 Oct 1;58(7):1167-72.

Shafik, N.M.et Abou-Fard, G.M.: Ameliorative Effects of Curcumin on Fibrinogen-Like Protein-2 Gene Expression, Some Oxido-Inflammatory and Apoptotic Markers in a Rat Model of l-Arginine-Induced Acute Pancreatitis. J Biochem Mol Toxicol. 2016 Jun;30(6):302-8. doi: 10.1002/jbt.21794. Epub 2016 Feb 10.

Shamsi S. et al.. Curcumin, Piperine, and Capsaicin: A Comparative Study of Spice-Mediated Inhibition of Human Cytochrome P450 Isozyme Activities. Drug Metab Dispos. 2017 Jan;45(1):49-55. Epub 2016 Nov 7.

Sharma, R.A. et al.: Pharmacodynamic and pharmacokinetic study of oral Curcuma extract in patients with colorectal cancer. Clin Cancer Res2001;7:1894-900.

Sharma, R.A. et al.: Phase I clinical trial of oral curcumin: biomarkers of systemic activity and compliance. Clin Cancer Res 2004;10:6847-54.

Sharma, R. A., u. Strimpakos, A. S.: Curcumin: Preventive and Therapeutic Properties in Laboratory Studies and Clinical Trials. Antioxidants & Redox Signaling 10 (3) , 2008 pp. 512-537.

Shimouchi, A. et al.: Effect of dietary turmeric on breath hydrogen. Dig Dis Sci 2009;54:1725–9.

Shoba G. et al.: Influence of piperine on the pharmacokinetics of curcumin in animals and human volunteers. Planta Med 1998;64(4):353–6.

Shoskes, D. et al.: Beneficial effects of the bioflavonoids curcumin and quercetin on early function in cadaveric renal transplantation: a randomized placebo controlled trial. Transplantation. 2005 Dec 15;80(11):1556-9.

Simadibrata, M. et al.: Efficacy of Curcumin as Adjuvant Therapy to Induce or Maintain Remission in Ulcerative Colitis Patients: an Evidence-based Clinical Review. Acta Med Indones. Indones J Intern Med. Vol 49. Number 4.October 2017

Singla, V. et al.: Induction with NCB-02 (curcumin) enema for mild-to-moderate distal ulcerative colitis – A randomized, placebo-controlled, pilot study. J Crohns Colitis. 2013: S1873-9946(13)00277-8.

Soni, K.B. et Kuttan R.: Effect of oral curcumin administration on serum peroxides and cholesterol levels in human volunteers. Indian J. Physiol. Pharmacol., 36: 273–275, 1992.

Song, K. et al.: Curcumin suppresses TGF-β signaling by inhibition of TGIF degradation in scleroderma fibroblasts. Biochem Biophys Res Commun. 2011 Aug 12;411(4):821-5. doi: 10.1016/j.bbrc.2011.07.044. Epub 2011 Jul 21.

Srinivasan, M.: Effect of curcumin on blood sugar as seen in a diabetic subject. Indian J Med Sci. 1972;26(4):269–70.

Srinivasan, K.: Black pepper and its pungent principle-piperine: a review of diverse physiological effects. Crit Rev Food Sci Nutr. 2007;47(8):735-48.

Srivastava KC. et al.: Curcumin, a major component of food spice turmeric (Curcuma longa) inhibits aggregation and alters eicosanoid metabolism in human blood platelets. Prostaglandins Leukot Essent Fatty Acids. 1995 Apr;52(4):223-7.

Steigerwalt, R.: Meriva®, a lecithinized curcumin delivery system, in diabetic microangiopathy and retinopathy. Panminerva Med. 2012 Dec;54(1 Suppl 4):11-6.

Sreedhar, R. et al.: Curcumin as a therapeutic agent in the chemoprevention of inflammatory bowel disease. Drug Discov Today. 2016 May;21(5):843-9. doi: 10.1016/j.drudis.2016.03.007. Epub 2016 Mar 16.

Suskind, D.L.: Tolerability of curcumin in pediatric inflammatory bowel disease: a forced-dose titration study. J Pediatr Gastroenterol Nutr. 2013 Mar;56(3):277-9.

Suzuki, M. et al.: Elucidation of anti-allergic activities of curcumin-related compounds with a special reference to their anti-oxidative activities. Biological & Pharmaceutical Bulletin 28 (8) , 2005 pp. 1438-1443.

Takada, Y. et al.: Nonsteroidal anti-inflammatory agents differ in their ability to suppress NF-kappaB activation, inhibition of expression of cyclooxygenase-2 and cyclin D1, and abrogation of tumor cell proliferation. Oncogene 2004 (23) , pp. 9247 – 9258.

Takahashi M et al.: Effects of Curcumin Supplementation on Exercise-Induced Oxidative Stress in Humans. Int J Sports Med. 2013 Oct 28. [Epub ahead of print]

Teiten, M.H. et al.: Chemopreventive potential of curcumin in prostate cancer. Genes Nutr 2010;5:61-74.

Thamlikitkul, V. et al.: Randomized double blind study of Curcuma domestica Val. For dyspepsia. J Med Assoc Thai. 1989 Nov;72(11):613-20.

Trujillo J et al.: Renoprotective effect of the antioxidant curcumin: Recent findings. Redox Biol. 2013 Sep 17;1(1):448-456.

Tourkina, E. et al.: Curcumin-induced apoptosis in scleroderma lung fibroblasts: role of protein kinase cepsilon. Am J Respir Cell Mol Biol. 2004 Jul;31(1):28-35. Epub 2004 Jan 23.

Usharani, P. et al.: Effect of NCB-02, atorvastatin and placebo on endothelial function, oxidative stress and inflammatory markers in patients with type 2 diabetes mellitus: a randomized parallel-group, placebo-controlled, 8-week study. Drugs R D. 2008;9(4):243-50.

Van Dau, N. et al. The effects of a traditional drug, turmeric (Curcuma longa), and placebo on the healing of duodenal ulcer. Phytomedicine. 1998;5:29-34.

Varma, S.R. et al. Imiquimod-induced psoriasis-like inflammation in differentiated Human keratinocytes: Its evaluation using curcumin. Eyr J Pharmacol. 2017;813:33–41.

Verma, S. P. et al.: Curcumin and genistein, plant natural products, show synergistic inhibitory effects on the growth of human breast cancer MCF-7 cells induced by estrogenic pesticides. Biochem. Biophys. Res. Commun. 1997, 233 (3), 692–6.

Viennois, E. et al.: Dietary Emulsifier-Induced Low-Grade Inflammation Promotes Colon Carcinogenesis. Cancer Res. 2017 Jan 1;77(1):27-40. doi: 10.1158/0008-5472.CAN-16-1359. Epub 2016 Nov 7.

Volak, LP. et al.: Effect of a herbal extract containing curcumin and piperine on midazolam, flurbiprofen and paracetamol (acetaminophen) pharmacokinetics in healthy volunteers. Br J Clin Pharmacol. 2013 Feb;75(2):450-62.

Wang Y et al: Curcumin as a potential treatment for Alzheimer's disease: a study of the effects of curcumin on hippocampal expression of glial fibrillary acidic protein. Am J Chin Med. 2013;41(1):59-70. doi: 10.1142/S0192415X13500055.

Wang, J. et al.: Curcumin improves intestinal barrier function: modulation of intracellular signaling, and organization of tight junctions. Am J Physiol Cell Physiol. 2017 Apr 1;312(4):C438-C445. doi: 10.1152/ajpcell.00235.2016. Epub 2017 Mar 1.

Wang, Y.M. Et al.: Piperine activates human pregnane X receptor to induce the expression of cytochrome P450 3A4 and multidrug resistance protein 1. Toxicol Appl Pharmacol. 2013 Oct 1;272(1):96-107. doi: 10.1016/j.taap.2013.05.014. Epub 2013 May 22.

WHO, 2000. Evaluation of Certain Food Additives: 51st Report of the Joint FAO/WHO Expert Committee on Food Additives, WHO Technical Report Series 891. Geneva.

Wickenberg, J. et al.: Effects of Curcuma longa (turmeric) on postprandial plasma glucose and insulin in healthy subjects. Nutr J. 2010;9:43.

Wongcharoen, W. et al.: Effects of curcuminoids on frequency of acute myocardial infarction after coronary artery bypass grafting. Am J Cardiol. 2012 Jul 1;110(1):40-4.

Wu, Y. et al.: Effects of demethoxycurcumin on the viability and apoptosis of skin cancer cells. Mol Med Rep. 2017 Jul;16(1):539-546. doi: 10.3892/mmr.2017.6666. Epub 2017 May 31.

Yadav, A. et al.: Curcumin encapsulated in chitosan nanoparticles: a novel strategy for the treatment of arsenic toxicity. Chem Biol Interact. 2012 Jul 30;199(1):49-61.

Yallapu, M.M. et al.: Curcumin nanomedicine: a road to cancer therapeutics. Curr Pharm Des. 2013;19(11):1994-2010.

Yang, C. S.: Curcumin. Linus Pauling Institute Micronutrient Research for Optimum Health. 2009

Yu W. G. et al.: (2011). Preventive action of curcumin in experimental acute pancreatitis in mouse. Indian J. Med. Res. 134 717–724. 10.4103/0971-5916.91009

Yu, Y. et al.: The effect of curcumin on the brain-gut axis in rat model of irritable bowel syndrome: involvement of 5-HT-dependent signaling. Metab Brain Dis. 2015 Feb;30(1):47-55. doi: 10.1007/s11011-014-9554-z. Epub 2014 May 8.

Zhang, D.W. et al.: Curcumin and Diabetes: A Systematic Review. Evid Based Complement Alternat Med. 2013;2013:636053.

Zhu, S. et al.: Curcumin protects against acute renal injury by suppressing JAK2/STAT3 pathway in severe acute pancreatitis in rats. Exp Ther Med. 2017 Aug;14(2):1669-1674. doi: 10.3892/etm.2017.4647. Epub 2017 Jun 22.

Zingg JM: Molecular mechanisms of hypolipidemic effects of curcumin. Biofactors. 2013 Jan-Feb;39(1):101-21. doi: 10.1002/biof.1072. Epub 2013 Jan 22.

Zhong, K.: (2015) Curcumin mediates a protective effect via TLR-4/NF-kappaB signaling pathway in rat model of severe acute pancreatitis. Cell Biochem. Biophys. 73 175–180. 10.1007/s12013-015-0664-y

Zimmer, S. et al.: Cyclodextrin promotes atherosclerosis regression via macrophage reprogramming. Sci Transl Med. 2016 Apr 6;8(333):333ra50. doi: 10.1126/scitranslmed.aad6100.

Zou, J. et al.: Curcumin increases breast cancer cell sensitivity to cisplatin by decreasing FEN1 expression. Oncotarget. 2018 Jan 10;9(13):11268-11278. doi: 10.18632/oncotarget.24109. eCollection 2018 Feb 16.

Über den Autor

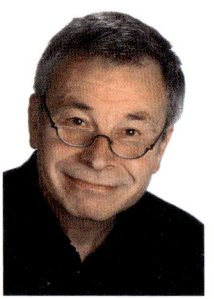

Dr. med. Klaus Mohr

Klaus Mohr studierte zunächst Pharmazie und wurde dann am Institut für Pharmazeutische Biologie in Marburg Tutor für Arzneipflanzenkunde. Anschließend studierte er Medizin und arbeitete nach seiner Promotion als Assistenzarzt an der Universitätsklinik Marburg. Er ist Facharzt für Allgemeinmedizin und seit 1981 immer noch Hausarzt in seiner Landpraxis. Bis 1990 lehrte Dr. Mohr auch als Dozent an der Reformhaus-Fachakademie. Seit 2005 ist er weiterbildender Arzt im Fach Allgemeinmedizin. Besonderes Anliegen ist ihm die Integration von wissenschaftlicher Medizin und Naturheilkunde. Dazu setzt er sich in alltäglicher ärztlicher Arbeit für ganzheitliches psychosomatisches Verständnis, für stärkere Berücksichtigung der Ernährungslehre und für die notwendige präventive Anwendung von Naturstoffen ein. Aufgrund eigener konkreter Erfahrung sowie der Patientinnen und Patienten der Praxis hat Dr. Mohr das Basisprogramm für längere Gesundheit entwickelt und die Erklärungen in der Zeitschrift ‚reformleben' mitgeteilt.

Über den Autor

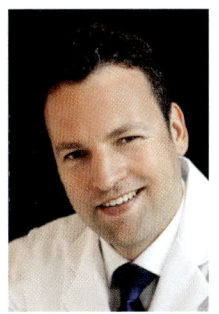

Dr. Mathias Oldhaver

Der Mikronährstoffexperte Dr. Mathias Oldhaver studierte ‚Clinical Nutrition' an der renommierten ‚International Academy of Nutrition' (Australien). Heute ist er als ist Heilpraktiker und Medizinjournalist tätig. Er ist Gründer und Vorsitzender der Gesellschaft für Ethnoeubiotik e.V., einer Organisation zum Schutz exotischer Heilpflanzen (www.ethnoeubiotik.de), und Mitglied der Arbeitsgemeinschaft Ethnomedizin (AgE) e.V. Als Autor zahlreicher Fachartikel und Bücher sowie durch TV-Auftritte hat er sich bei einem gesundheitsorientierten Publikum bekannt gemacht. Zu seinen Schwerpunkten gehören die orthomolekulare Medizin, die Pflanzenheilkunde und die mikrobiologische Therapie.

Haftungsausschluss

Die in diesem Buch dargestellten Erkenntnisse und Studien wurden sorgfältig recherchiert und von den Autoren nach bestem Wissen und Gewissen wiedergegeben. Dennoch kann keine Garantie übernommen werden. Eine Haftung der Autoren oder des Verlages für Schäden, die sich durch Anwendung der im Buch enthaltenen Empfehlungen ergeben, ist ausgeschlossen. Alle Informationen ersetzen in keinem Fall ärztlichen Rat und ärztliche Hilfe. Bei erkennbaren Krankheiten ist in jedem Fall ein Arzt aufzusuchen.

Impressum

Dr. med. Klaus Mohr

Dr. Mathias Oldhaver

Curcumin in der naturheilkundlichen Praxis

Studienlage – Einsatzmöglichkeiten – Bioverfügbarkeit

ISBN: 978-3-944592-19-0

Wiesbaden 2018

Bibliographische Information der Deutschen Nationalbibliothek. Die Deutsche Nationalbibliothek verzeichnet diese Publikation in der Deutschen Nationalbibliographie; detaillierte bibliographische Daten sind im Internet über http://dnb.d-nb.de abrufbar.

© Eubiotika M.O. Verlag e.K., 65183 Wiesbaden, www.eubiotika-verlag.de,
Facebook: www.facebook.com/eubiotikaverlag, Youtube: www.youtube.com/user.eubiotika

Lektorat: Maja Kunze
Grafiken: Wolfgang Herzig (S. 22. U. 74), Wacker Chemie AG (S. 93/94)

Printed in Germany

Bildnachweis Titelseite:
Fotolia_76281404 = ©Kurhan - stock.adobe.com; Fotolia_172563725 = ©nipaporn - stock.adobe.com

Bildnachweise Innenseiten:
Fotolia_34630281: VKPH - Seite 6; fotolia_38594814: Curioso Photography - Seite 9; fotolia_127010501: somphol - Seite 10; Fotolia_54197701: konok1a - Seite 12; Fotolia_54197701: konok1a - Seite 13; Fotolia_183571960: boonchuay1970 - Seite 19; Fotolia_106885343: pheeraphan - Seite 23; Fotolia_ 115370872: nakornchaiyajina - Seite 25; fotolia 180729496: ivan mogilevchik - Seite 27; fotolia 180729496: ivan mogilevchik - Seite 29; fotolia 180729496: ivan mogilevchik - Seite 31; fotolia_74151299: ©benschonewille - Seite 32; Fotolia_70814564: designua - Seite 34; Fotolia_ 71820063: rob3000 - Seite 37;Fotolia_25852228: Sven Bähren - Seite 49; Fotolia_69719548: Photographee.eu - Seite 51; Fotolia_189535777: Thomas Hecker - Seite 56; Fotolia_95890271: BillionPhotos.com - Seite 62; iStock_16156467: rollover - Seite 66; Fotolia_53031842: blueringmedia - Seite 70; Fotolia_44364011: Lobanov Dmitry Photography 2012 © All Rights Reserved - Seite 76; Bilder von oben nach unten - www.fotolia.com: Benjamin Haas, Herzig, blueringmedia, psdesign1, ©ivan mogilevchik - stock.adobe.com, Alexandr Mitiuc, Herzig, ag visuell - Seite 86

Weitere Bücher aus dem Eubiotika Verlag

Erhältlich im Buchhandel
oder unter www.eubiotika-verlag.de

Dr. Mathias Oldhaver
Gelée Royale
Gesundheit aus dem Bienenstock

ISBN: 978-3-944592-06-0

€ 12,80

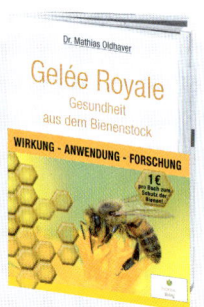

Dr. rer. nat. Anja Bettina Irmler
Dr. med. Georg Wolz
Sekundäre Pflanzenstoffe
Einsatz in der naturheilkundlichen Therapie

ISBN: 978-3-944592-10-7

€ 9,80

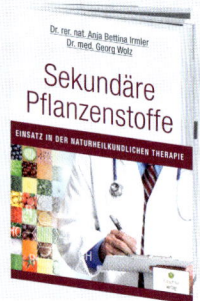

Dr. Mathias Oldhaver
Wunder-Alge Ecklonia cava
Verjüngung aus dem Meer

ISBN: 978-3-944592-17-6

€ 12,80

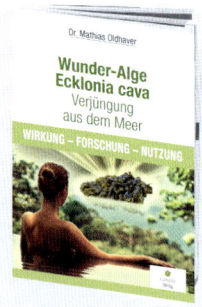

Dr. Anja Bettina Irmler
Dr. Georg Wolz
Silent Inflammation –
Die Gefahr der verborgenen Entzündungen
Ursachen – Prävention – Eindämmung

ISBN: 978-3-944592-15-2

€ 9,80

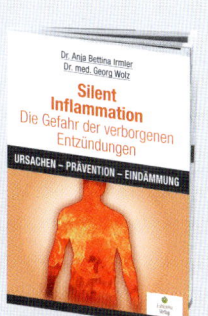

Dr. Rober A. Buist
Sauerstoffmangelsyndrom
Eine Aufgabe für Enzym-Hefezellen

ISBN: 978-3-944-59201-5

€ 5,50

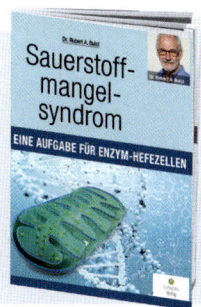

Dr. Mathias Oldhaver
Wolfgang Spiller
Probiotika in der naturheilkundlichen
Therapie
Einsatzbereiche – Diagnosen – Therapien

ISBN: 978-3-944592-07-7

€ 12,80

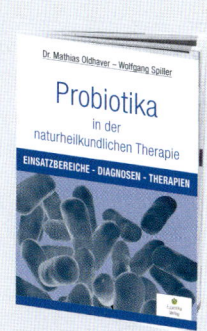

Dr. Mathias Oldhaver
Wolfgang Spiller
Leaky Gut – Der durchlässige Darm
Ursachen, Diagnose und
naturheilkundliche Behandlung

ISBN: 978-3-944592-11-4

€ 7,80

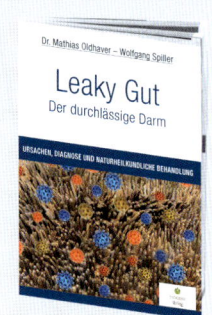

Paul Gerhardt Seeger
Siegfried Wolz
Biologische Krebsabwehr
Aufsatzsammlung

ISBN: 978-3-944-59205-3

€ 12,80

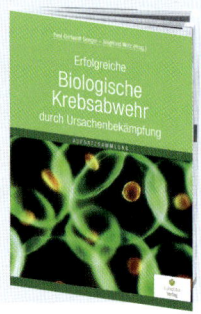

Wolfgang Spiller
**Neurodermitis: Erscheinungsfrei
in drei Schritten!**
Ernährungsumstellung – Darmsanierung –
Immunmodulation

ISBN: 978-3-944-59218-3

€ 9,80

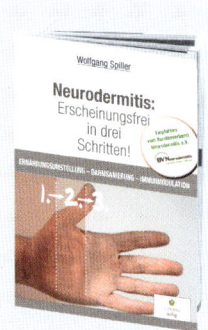